나는 정형외과 간호사다

해부 · 질환 · 수술에 대한 CARE

清水健太郎
켄타로 시미즈

역자 김연희, 박은정

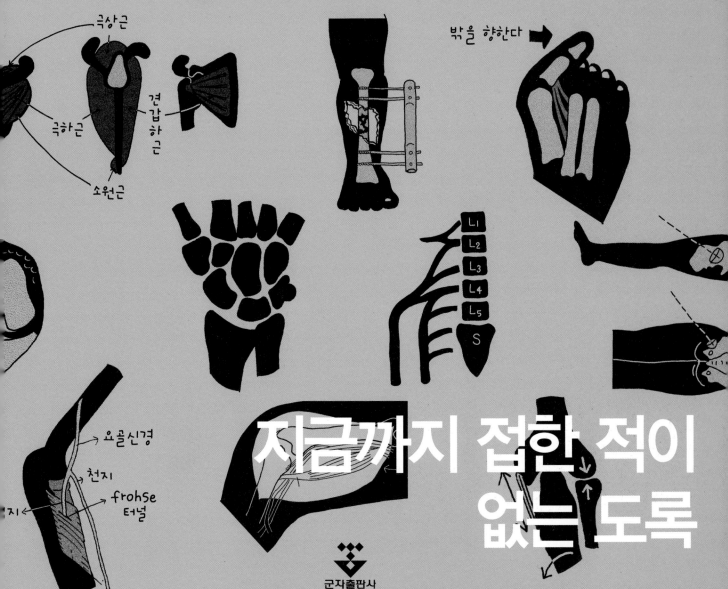

군자출판사

나는 정형외과 간호사다

해부, 질환, 수술에 대한 care

첫째판 1쇄 발행 2017년 2월 15일
첫째판 2쇄 인쇄 2018년 12월   6일
첫째판 2쇄 발행 2018년 12월 13일

지 은 이 켄타로 시미즈(清水健太郎)
옮 긴 이 김연희, 박은정
발 행 인 장주연
출 판 기 획 조은희
내지디자인 박은정
표지디자인 이상희
발 행 처 군자출판사(주)
　　　　　　등록 제 4-139호(1991. 6. 24)
　　　　　　본사 (10881) **파주출판단지** 경기도 파주시 회동길 338(서패동 474-1)
　　　　　　전화 (031) 943-1888　 팩스 (031) 955-9545
　　　　　　홈페이지 | www.koonja.co.kr

Japanese :
整形外科ガール
著者 : 清水健太郎
"Let's be an Orthopedic Girl−Learning Anatomy, Disease, Surgery with Illustration"
ISBN 978-4-524-26386-8 ⓒNankodo Co., Ltd., 2014
Originally Published by Nankodo Co., Ltd., Tokyo, 2014
「本書は南江堂との契約により出版するものである」

· 파본은 교환하여 드립니다.
· 검인은 저자와 합의 하에 생략합니다.

ISBN 979-11-5955-062-1
정가 35,000원

추천의 장

사노병원 정형외과부장 시미즈켄타로의사의 지필로 [나는 정형외과 간호사다]가 발간된다. 간호사를 비롯하여 물리치료기사, 작업치료기사, 인턴 등 정형외과의 기본을 즐겁게 배우고 이해하고 참고할 수 있고 재미있고 지루하지 않는 책이 바로 [나는 정형외과 간호사다]이다. 필자가 임상현장에서 의료진으로부터 "우리들이 쉽게 읽고 정형외과를 이해할 수 있는 쉬운 교과서는 없어요?"라는 말을 받아들여서 혼자서 완성시킨 작품이다. 필자는 우수하고 바쁜 정형외과 의사이면서 의료관련 단편소설을 몇 편이나 썼으며, 그 중 문학상 등에 추천된 작품도 있다. 즉, 필자는 의사면서 작가이기도 하다. 또한 그림의 재능도 있어 만화를 그리기도 한다. 모두 재미있는 작품들이며 읽으면 독자들을 웃게 만든다. 이런 필자가 풍부한 임상경험을 토대로 학술적 관점으로 간호사, 물리치료기사,작업치료기사, 인턴들이 재미있고 이해하기 쉽게 읽을 수 있는 책을 완성시켰다. [나는 정형외과 간호사다]라는 제목의 선정도 필자답지만 정형외과를 재미있게 이해할 수 있는 내용으로 구성되어있다. 의료관계자 뿐 아니라 일반인도 꼭 읽어보았으면 하는 책이다.

 정형외과란 '뼈, 관절, 인대, 근육, 그리고 척수, 척추, 말초신경 등의 근골격계를 구성하는 운동기관의 병태와 치료에 관여하는 학문' 이지만 21세기에 들어 건강수명이 연장되면서 삶의 질이 중요시 되는 현재, 운동기관의 건강유지는 필수가 되어 더욱 중요하게 인식되고 있다. 이런 시대이기에 본 책이 많은 의료관계자와 학생, 개구쟁이 아이들의 부모님, 운동을 즐기시는 분, 허리와 다리에 통증이 있으신 고령의 여러분에게 도움이 되길 바라고 있다.

2013년 12월
케이오우대학 의학부 정형외과 교수
토야마요시아키

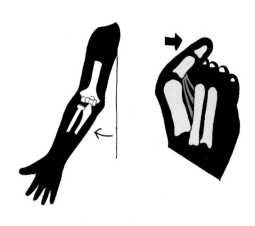

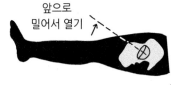

앞으로
밀어서 열기

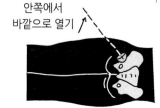

안쪽에서
바깥으로 열기

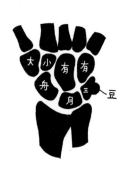

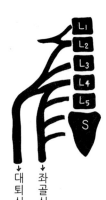

대퇴신경 좌골신경

책을 시작하며…

저는 예전에 간호 학생들을 위해 수업을 한 적이 있습니다. 점심을 먹은 후의 오후수업 때, 학생들이 잠에 이기지 못해 꾸벅꾸벅 매번 조는 모습을 보면서 수업을 했습니다. 그러던 어느 날, 칠판에 만화를 그리면서 수업을 진행하니 초롱초롱한 눈빛으로 학생들이 수업에 참여하는 모습을 볼 수 있었습니다.

이 책은 그 때 당시 학생들이 정형외과에 관련된 책이 적다라는 의견을 토대로 만들어졌습니다. 책을 쓰다 보니 잡다한 내용들이 많이 들어가 마감일은 수년이 지나고 이렇게 두꺼운 책이 되어버렸네요. 그래도 그 덕분에 간호사는 물론 물리치료기사, 작업치료기사 그리고 의예과 학생들, 전공의, 환자분들도 읽을 수 있는 책이 완성되었습니다. 정형외과는 분야가 넓고 다양하기 때문에 많은 사람들이 관심을 가져주었으면 합니다.

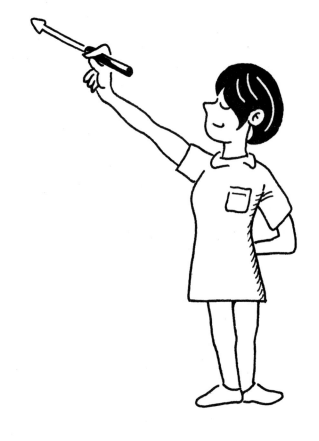

목 차

제 1 장
정형외과란....

제 2 장
골절

제 3 장
류마티스

제 4 장
척추

나는 정형외과 간호사다

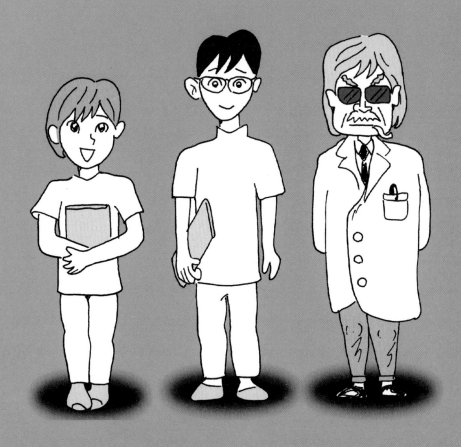

등장인물

신입간호사(여자), 신입간호사(남자), 정형외과 교수

정형외과를 즐기고 파헤치는
정형외과 간호사가 되기 위해서

(여)신입: 교수님 저는 신입간호사 OOO입니다.

(남)신입: 신입간호사 OOO입니다.

(여)신입: 이번에 정형외과 병동에서 일하게 되었습니다. 저희들 정형외과에
　　　　　대해 잘 몰라서.. 많이 가르쳐 주세요

교　　수: 신입간호사가 온다고 얘기는 들었지만 이렇게 젊은 친구들이 올
　　　　　줄 몰랐네. 병아리도 아닌 달걀이 입사했네.

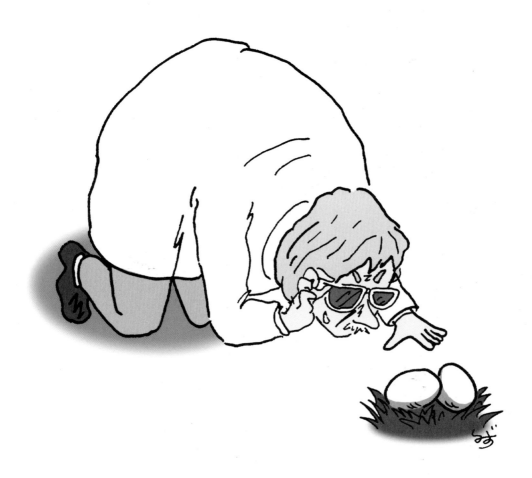

교　　수: 어디서 왔니?

(남, 여)신입: OO대학을 막 졸업한 신입간호사입니다. 정형외과에 대해 많이 가르쳐주세요.

교　　수: 나한테 맡기렴. 그 전에, 언제나 느끼는 거지만 신입간호사 시절은 순수하고 진지하고 성실한데 점점 나태해지고 감정이 사라지기 마련이지. 너희들은 그렇게 되지 않게 조심하길 바라네.

(남, 여)신입: 저희들도 잘 할 수 있겠죠?

교　　수: 기계가 일하듯 하지 말고 정형외과를 즐기고 잘 아는 그런 간호사가 되었으면 하네.

(남, 여)신입: 그것이 바로 정형외과 간호사네요!!

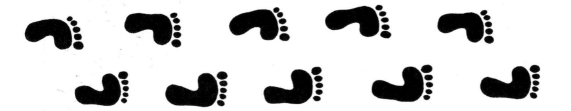

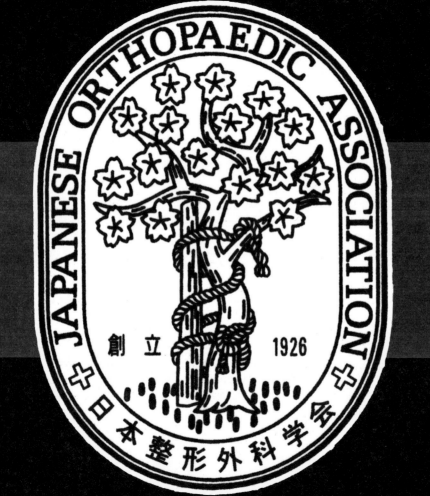

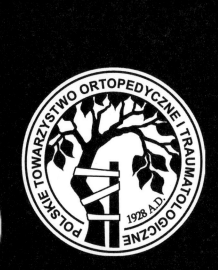
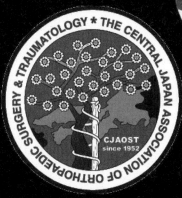
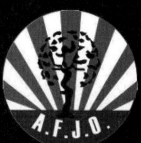
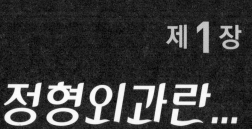

제 **1** 장

정형외과란...

01

정형외과란..?

정형외과란 어떤 과일까? 우리가 생각하는 데로 손발을 움직이고 자유롭게 행동할 수 있는 것은 전신에 근육과 뼈, 신경이 있기 때문이나, 이들의 기능을 회복시키고 유지하는 것이 정형외과 큰 테마라고 할 수 있다.

교　　수: 먼저 정형외과라고 하면 무슨 생각이 듭니까?

(남)신입: 그게...

(여)신입: 사실 생각나는 것이 없어요

(남)신입: 수업중에도 졸기만 했고...

교　　수: 그럴 줄 알았네. 국가고시에도 정형외과 문제는 나오지 않고, 졸업
　　　　　해도 조금만 공부하면 될 것이라 생각을 했겠지..

(여,남)신입: 죄송합니다.

교　　수: 아니 나도 그랬다네.

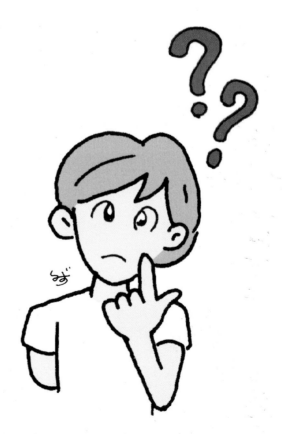

정형외과는 영원히 사라지지 않는다.

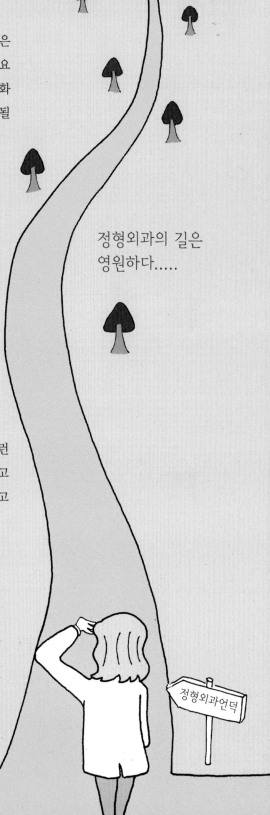

교 수: 그래도 정형외과는 환자도 많고 증례도 많으며 비교적 인기가 많은 과에 속하지. 일상생활을 하면서 사람들이 자각하는 증상으로는 요통, 관절통 등 정형외과와 관련한 증상들이 많단다. 앞으로 고령화 사회가 진행됨에 따라 정형외과는 더욱 중요한 비중을 차지하게 될 것이야.

(남)신입: 우와~ 그렇군요.

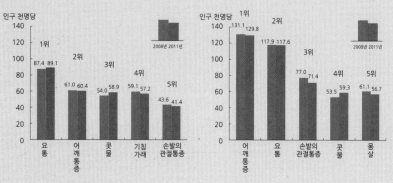

정형외과의 길은
영원하다.....

교 수: 만약 의학이 발전해서 마법의 약이 생겨, 모든 병이 나아지는 그런 시대가 온다 해도 정형외과는 사라지지 않겠지. 어느 시대에나 사고(事故)는 일어나기 때문이란다. 뼈가 부러지고 으스러진 육체를 고치기 위해서는 정형외과가 필요하기 때문이야.

(여)신입: 정형외과는 영원히 불멸이다! 이런 뜻이군요.

(남)신입: 교수님! 정형외과는 매력적인데요.

02

정형외과와 성형외과

정형외과와 성형외과를 헷갈리는 사람들이 있다. 이 두 가지의 차이점은 무엇일까? 키워드는 '모양'과 '기능'이다.

(남)신입: 교수님. 그나저나 정형외과와 성형외과의 차이점은 어떻게 되나요?

교　수: 정형과 성형의 뜻을 구분 못하는 사람들이 간혹 있지. 모양을 중요시 하는 것이 성형외과이고 기능을 중요시 하는 것이 정형외과란다. 예를 들면, 손가락 기형의 환자가 내원하였다고 생각해보자. 성형외과에서는 남들이 보았을 때 이상하게 보지 않도록 외관을 고치도록 노력을 하겠지. 반면에 정형외과에서는 실용적으로 사용이 가능한 손으로 만들기 위해 노력을 한다. 환자가 원하는 쪽으로 치료를 하는 것이 중요하지. 요즘은 환자도 인터넷을 통해 여러 정보를 얻을 수 있어 치료에 대한 요구도도 제각각 바뀌고 있지.

(여)신입: 아~ 그렇군요

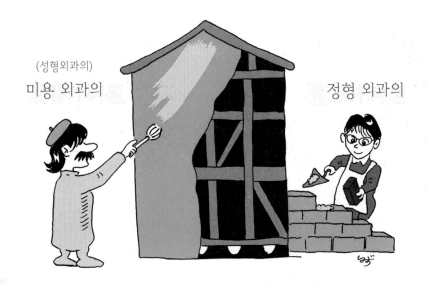

(성형외과의)
미용 외과의

정형 외과의

정형외과의 '정(整)'은 [혼란을 바로잡다]라는 의미이다.

(여)신입: 정형외과라는 이름자체가 애매한 것 같아요. 무엇을 지칭하는지 저는 아직 잘 모르겠어요

교　수: 그래. 나도 그렇게 생각하지만 더 좋은 단어가 있으면 알려주겠니?

(여)신입: 외상외과나 골절외과는 어떨까요? 다쳐서 오는 환자들이 많잖아요.

교　수: 미안하지만 그렇게 단순하게 정할 수 있는 것이 아니라네. 정형외과가 다루는 분야는 엄청 방대하단다.

(여)신입: 어떤 것이 더 포함이 되나요?

교　수: 척추, 무릎, 어깨, 손, 발, 고관절 등 해부학적으로 세밀하게 나눠져 있단다. 골절과 같은 외상 외에 골육종이나 종양, 측만증과 같은 기형도 다루지.

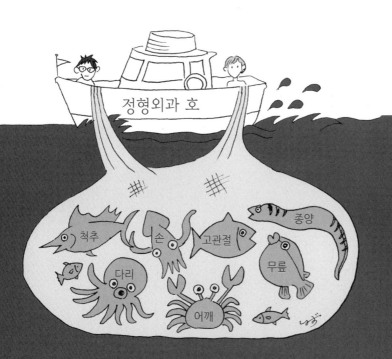

(여.남)신입: 와— 대단하군요.

교　수: 정형이라는 단어는 지금은 일상용어로도 많이 쓰이고 오래 쓰였기 때문에 새로운 이름은 필요 없을 것 같구나.

(여)신입: 정형외과의 '정'이 '신체의 혼란을 바로잡는다'라는 뜻이라면 헷갈리는 일이 없겠군요.

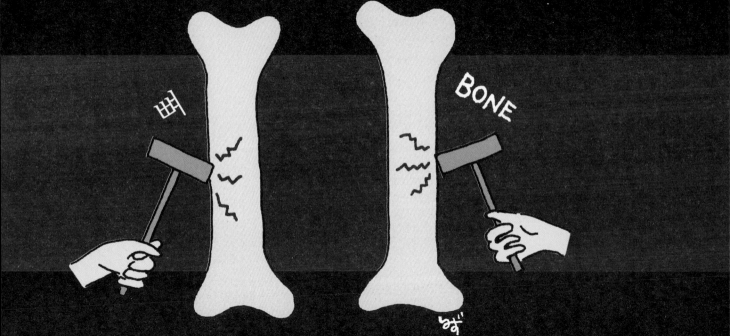

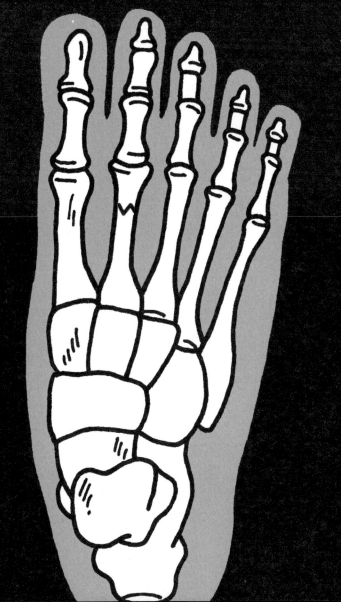

뼈의 이름

정형외과는 해부가 핵심인 학문이라 할 수 있다. 그러나 너무 광범위하다. 이 책에서는 정형외과의 해부에 대해서도 조금씩 다루려고 한다. 정형외과의 지도1 에서는 뼈에 대해 살펴보자.

정형외과의 **1**
map

- 정면과 측면으로 그려보았습니다.
- 뼈는 206개있다(어린이는 300개 정도).
- 가장 딱딱한 뼈는 치아이다.
- 복부에 뼈가 없는 것은 임신을 하기 위해서라고 여겨지고 있다.
- 골반은 치골, 좌골, 장골의 3가지로 이루어지며, 3개의 뼈는 합쳐서 관골(臗骨)이라 한다.

- 뼈와 뼈의 관절은 양쪽 뼈의 앞 글자를 따서 불리는 경우가 많다. 예를 들어 어깨(견)와 쇄골은 견쇄관절, 요골과 척골은 요척관절 이라고 불린다.

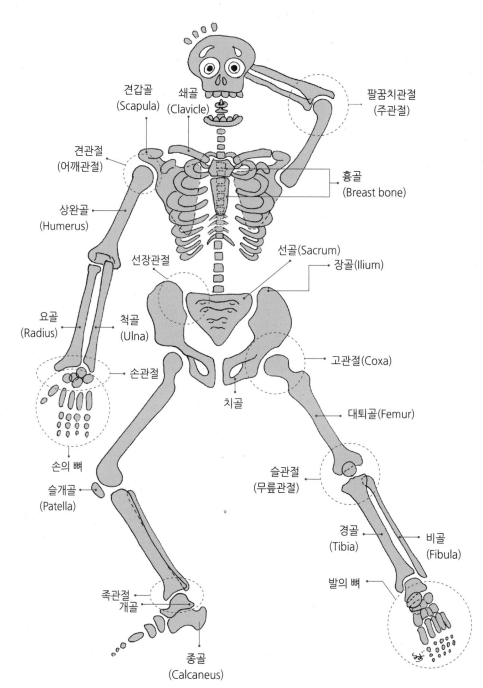

견갑골 (Scapula)
쇄골 (Clavicle)
팔꿈치관절 (주관절)
견관절 (어깨관절)
흉골 (Breast bone)
상완골 (Humerus)
선장관절
선골(Sacrum)
장골(Ilium)
요골 (Radius)
척골 (Ulna)
고관절(Coxa)
손관절
치골
대퇴골(Femur)
손의 뼈
슬관절 (무릎관절)
슬개골 (Patella)
경골 (Tibia)
비골 (Fibula)
발의 뼈
족관절
개골
종골 (Calcaneus)

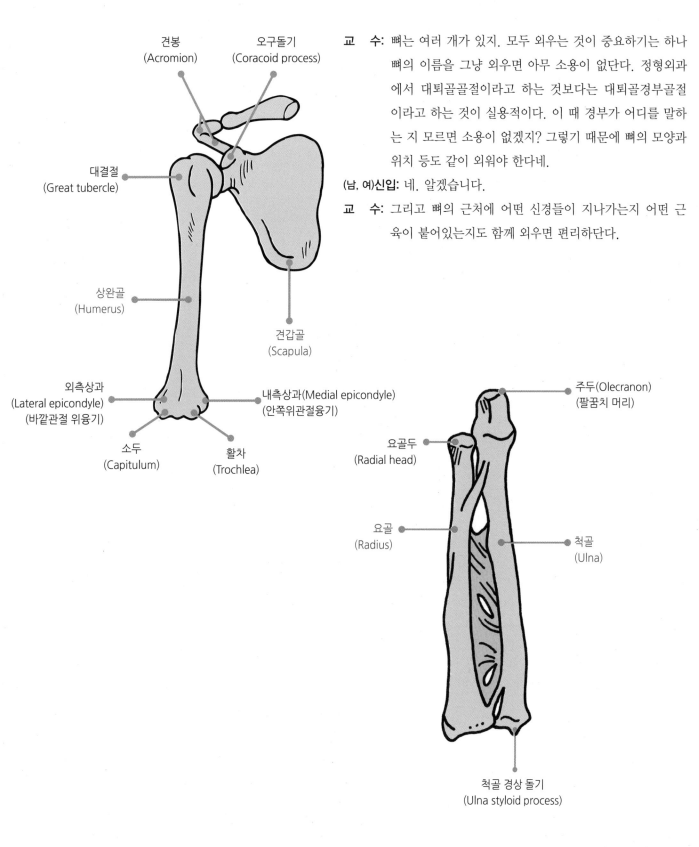

견봉
(Acromion)

오구돌기
(Coracoid process)

대결절
(Great tubercle)

상완골
(Humerus)

견갑골
(Scapula)

외측상과
(Lateral epicondyle)
(바깥관절 위융기)

내측상과(Medial epicondyle)
(안쪽위관절융기)

소두
(Capitulum)

활차
(Trochlea)

주두(Olecranon)
(팔꿈치 머리)

요골두
(Radial head)

요골
(Radius)

척골
(Ulna)

척골 경상 돌기
(Ulna styloid process)

교 수: 뼈는 여러 개가 있지. 모두 외우는 것이 중요하기는 하나 뼈의 이름을 그냥 외우면 아무 소용이 없단다. 정형외과에서 대퇴골골절이라고 하는 것보다는 대퇴골경부골절이라고 하는 것이 실용적이다. 이 때 경부가 어디를 말하는 지 모르면 소용이 없겠지? 그렇기 때문에 뼈의 모양과 위치 등도 같이 외워야 한다네.

(남, 여)신입: 네. 알겠습니다.

교 수: 그리고 뼈의 근처에 어떤 신경들이 지나가는지 어떤 근육이 붙어있는지도 함께 외우면 편리하단다.

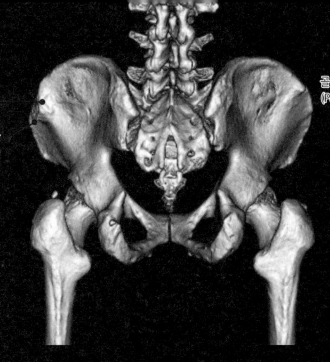

장골능
(Iliac crest)

장골극
(Iliac spine)

골반
(Pelvis)

과간융기
(Intercondylar
eminence)

가디 결절
비골두
(Head offibula)

경골 조면
(Tuberosity of tibia)

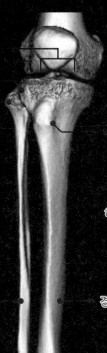

하지의 뼈

비골
(Fibula)

경골(Tibia)

비골외과
(Lateral malleolus
of fibula)

경골내과
(Medial malleolus
of tibia)

골절의 모든 것

골절이란 정형외과에서 가장 흔한 외상이다. 정형외과의 '메인 요리'라고 표현할 수 있다. 골절은 뼈가 부러지는 것을 말한다. 단순하게 보이는 증상이지만 의학적으로 여러 가지로 분류할 수 있다. 대표적인 것을 잘 외우고 정리해보자.

01

교　수: 골절이라고 하면 어떤 소리를 상상하니?

(여)신입: '우두둑?!' 나무가 부러지는 느낌이요

교　수: 그래. 뼈에도 여러 종류가 있듯이 골절에도 종류가 있단다. 그래서 '우두둑' 일 수 도 있고 '우둑' 일 수 있고 다양하겠지. 여기서는 골절의 종류에 대해서 정리해보자.

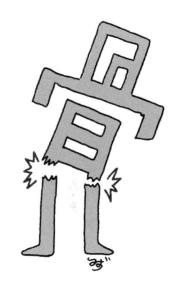

골절의 모양으로 분류

■ 깡통을 찌그러트린 것 같은 골절: 압박골절, 함몰골절

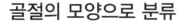

- 뼈는 긴 것도 있지만 돌덩어리처럼 생긴 뼈도 있다. 이런 뼈는 부러지는 것보다는 깡통을 찌그러트린 것 같은 골절이다.
- 이러한 골절은 압박골절 또는 함몰골절 이라고 한다. 예를 들어 척추의 추체(centrum)골절, 무릎 경골의 고평부(tibial plateau) 골절, 발꿈치의 종골(calcaneus)골절 등이 대표적이다.

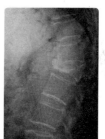
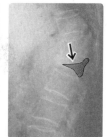

척추의 압박 골절

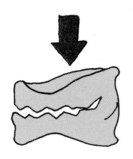

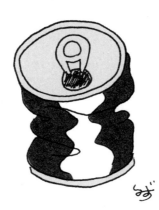

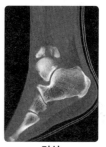
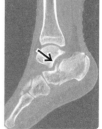

정상　　　　뒤꿈치의 함몰골절

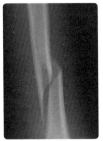
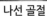
나선 골절

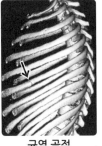
균열 골절

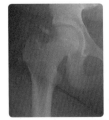
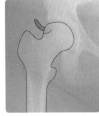
박리 골절

골절의 방향으로 분류

■ 옆, 사선, 금이 간 골절: 횡골절, 사골절, 종골절 등

- 뼈의 단열면의 방향과 모양에 따라 분류를 한다. 그림으로 함께 보자. 횡골절, 사골절, 나선골절(야구 선수들이 공을 던지면서 많이 생기는 골절), 박리골절(근육이 강하게 수축하면서 연결부위가 박리됨).

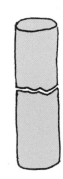
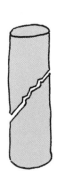
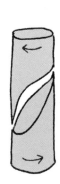
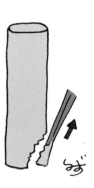

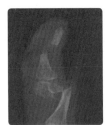
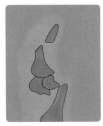
손가락의 분쇄골절

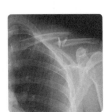
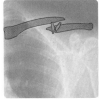
쇄골의 분쇄골절과 제3골편

골절의 수로 분류

■ 으스러지고 뼈 조각이 많은 골절: 분쇄골절

- 2개 이상의 골편이 있는 골절을 분쇄골절이라고 한다.
- 큰 조각 외의 골편을 제3골편이라고 말한다.

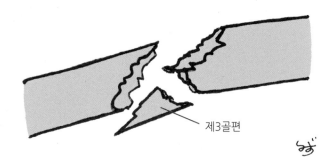
제3골편

골절의 개방성 여부로 분류

■ 피부 밖에 보이는 골절: 개방골절

- 관절의 개방성 여부로 분류하면 개방골절이 있다.
- 피부가 찢어져 뼈가 보이는 골절이다. 피하골절, 폐쇄골절과는 달리 공기에 닿기 때문에 뼈가 오염된다. 골수염이 될 위험성이 있어 개방골절 환자가 병원에 오면 응급수술을 해야 한다.

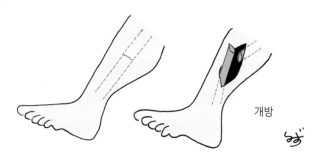

개방

관절의 근접도에 따른 분류

■ 관절 근처의 골절: 관절내 골절

- 관절의 근접도로 분류하면 관절내 골절이 있으며, 골절선이 관절에 엎혀있는 상태의 골절을 말한다. 관절의 연골도 파괴된다.
- 관절이라는 이어지는 부분에 계단(턱)이 생기기 때문에 그대로 방치하여 굳게 되면, 관절을 움직였을 때 계속 통증을 느끼게 된다. 그렇기 때문에 약간의 계단(턱)이 생겼다 하더라도 원칙적으로는 수술을 시행하여야 한다.
- 반대로 관절에서 멀리 떨어진 곳에서의 골절은 관절외골절이라고 하며, 높낮이에 차이가 생겨도 수술을 하지 않아도 되는 경우가 있다.

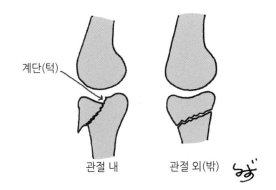

계단(턱)

관절 내   관절 외(밖)

---

† MEMO 응급수술은 3가지!

정형외과에서 응급수술을 하는 경우는
1. 개방골절
2. 척수손상
3. 구획증후군
  의 3가지 이다.

구획증후군(Compartment syndrome)이란?
Compartment는 구획, 열차 객실이란 뜻이다.
근육은 근막으로 인해서 여러 개의 구획으로 나뉘어 진다. 예를 들어 아래 그림과 같이 하지에는 4가지가 있다.

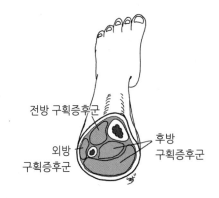

전방 구획증후군

후방
구획증후군

외방
구획증후군

출혈 등으로 인해서 근육이 붓고 압력이 높아지면 compartment안을 지나는 신경이나 혈관이 눌리게 된다. 지속적으로 눌리게 되면 조직이 괴사되기 때문에 응급수술(근막절개)이 필요하다.

외상 외의 골절

골절을 일으킬 정도가 아닌 충격이 가해졌는데도 여러 요인 때문에 골절이 일어날 수 있다. 대표적으로 피로골절, 병리적 골절이 있다.

■ 닳아서 없어지는 피로골절

- 피로골절은 아주 약한 힘이 반복적으로 가해졌을 때 이기지 못하여 부러지는 것을 말한다.
- 예를 들면, 야구선수들은 투구골절을 예로 들 수 있으며 옛날에는 포병들의 다리에 행군골절이 많았다.

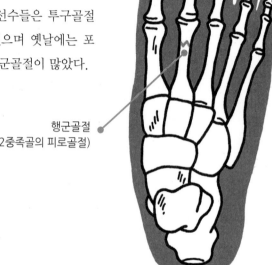

행군골절
(제2중족골의 피로골절)

■ 질병으로 인한 병리적 골절

- 병리적 골절은 뼈가 약해져 있는 상태에서 아주 미세한 충격으로 골절을 일으킨다.
- 암환자의 골전이, 골다공증, 골수염 등에서 병리적 골절이 나타난다.
- 병리적 골절 환자의 경우 체위변경을 하거나 환자 이동 시 주의를 해야 한다.

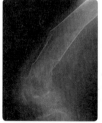

근위축성 측색경화증
환자의 대퇴골

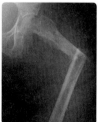

암환자의 대퇴골
암이 골전위되어
대퇴골의 골밀도가
저하되어 생긴 골절

소아골절

■ 소아뼈의 특징

- 소아의 뼈는 어른과 다르게 무르고 탄력이 있다.
- 나무젓가락을 부러뜨리는 것과 비슷하게 골절이 일어난다.
- 부러지지 않고 활을 잡아 당기는 양상으로 구부려 질 때도 있다. 이것도 소아 특유의 골절이다(급성소성변형).

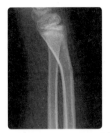
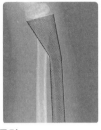

소아 골절

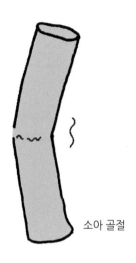 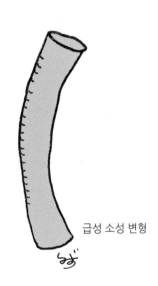

소아 골절　　　　　　급성 소성 변형

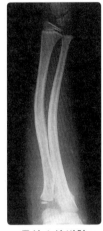

급성 소성 변형

■ 골절로 보이는 골단선(epiphysial line)이란?

- 소아 뼈의 가장자리는 X-ray로 보면 골절로 보이는 균열이 있다.
- 골단선(골단연골판)이라고 하며 뼈의 세포가 여기서 만들어진다(어른에는 없음).
- 즉 여기가 막히게 되면 키는 더 이상 크지 않는다.
- 수술을 할 경우, 이 부위를 상처를 입히게 되면 성장장애가 일어날 수 있으므로 주의해야 한다.
- 구조적으로 약한 부분이므로 비틀거나 압박에 약하다.
- 소아골절은 골간이 아니라 골단선에서 일어난다.
- 골단선 손상에는 Salter-Harris 분류를 사용한다.

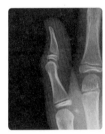
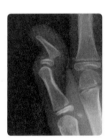

정상　　　　　　골단선에서 골절

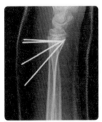

수술 시 골단선을 통과
하지 않도록 주의한다.

■ 골단선손상에 쓰이는 Salter-Harris 분류

- 1형이 예후가 가장 양호하다.
- 2형이 가장 많다.
- 3~5형은 성장장애를 일으키기 때문에 수술을 해야 한다.

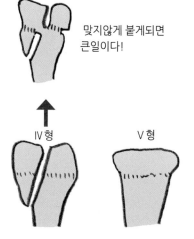

맞지않게 붙게되면
큰일이다!

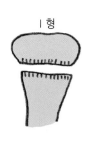 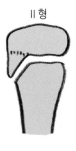 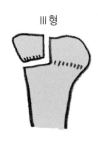 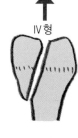 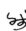

Ⅰ형　　　　Ⅱ형　　　　Ⅲ형　　　　Ⅳ형　　　　Ⅴ형

■ 신기한 현상인 리모델링(remodeling)

- 뼈에는 '리모델링'이라고 변형을 수정하는 역할이 있다. 어릴수록 그 능력은 강하다. 어릴 때의 골절에서는 변형이 있다고 하여도 리모델링으로 인해 교정되는 경우가 있다.
- 골절의 들어간 부분(오목)은 뼈가 생성되며 나온 부분(볼록)에서는 뼈가 사라진다. 이것을 Wolff의 법칙이라고 한다.
- 굴곡은 교정되지만 회전은 교정이 잘 되지 않는다.

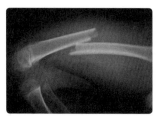 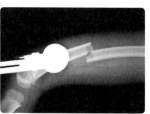 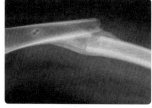 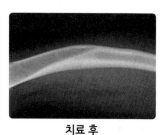

수상 직후　　　　**견인하여 교정한다**　　　　**리모델링**　　　　**치료 후**
(바르게 붙어있음)

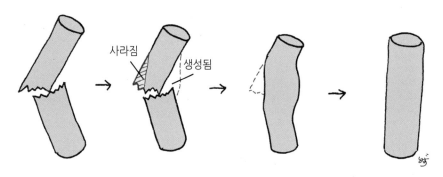

사라짐　　생성됨

- 관절 내 골절은 소아의 경우에도 교정되지 않는다.
- 골절된 뼈는 성장이 잘된다. 단순하게 끝과 끝을 붙이게 되면 뼈의 성장 속도가 맞지 않아 그 부분만 길어질 가능성이 있다. 그렇기 때문에 의도적으로 뼈를 짧게 교정하여 치료할 때도 있다.

(여)신입: 뼈는 그냥 나무 막대기 같은 것으로 생각했는데 많이 복잡하네요.

(남)신입: 어린아이와 성인은 많이 다른 것 같아요.

교　수: X-ray검사는 결과에 불구하지. 그렇기때문에 사진만 보는 것이 아니라 다칠 때 어떤 방향으로 힘이 가해졌는지 꼭 생각을 해야한단다.

(여, 남)신입: 네!!

† MEMO 골절을 일으키는 힘

골절은 넘어지거나 사고로 인해서 일어난다.
이 때 뼈에 실리는 힘에는 여러 종류가 있다.
① 전단(shear) ② 비틀기 ③ 당기기 ④ 압박
⑤ 구부리기

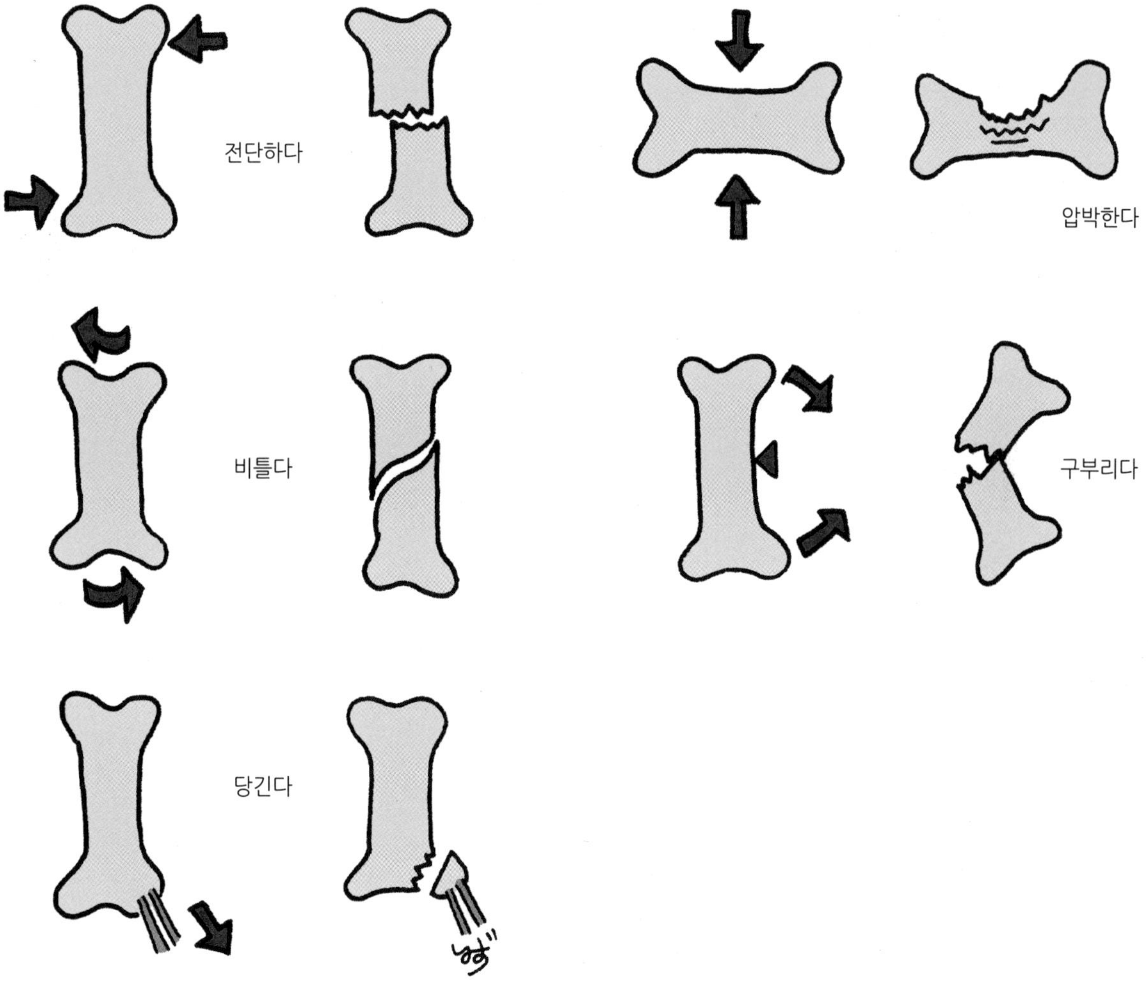

전단하다

압박한다

비틀다

구부리다

당긴다

02

탈구(골절과 대등하게 정형외과에서 많이 보는 외상)

골절은 뼈가 부러지는 것을 말한다. 뼈와 뼈의 이음새가 빠지는 것을 탈구라고 한다.
즉, 관절이 빠진 상태이다. 골절과 함께 일어나서 탈구골절이 되는 경우도 있다.

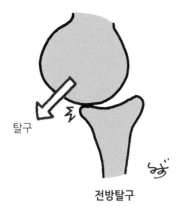

탈구

전방탈구

교　수: 구급차로 오는 환자 중에 탈구로 오는 환자들도 많단다.

(남)신입: 관절이 빠진 상태를 말하죠?

(여)신입: 다들 많이 아파하는 것 같아요.

(남)신입: 한번 빠지면 그 다음부터 쉽게 탈구가 된다고 하던데요.

교　수: 그렇게 되면 수술이 필요하지.

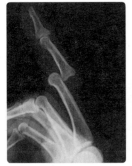

손가락 탈구

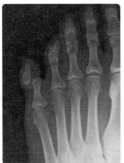

발가락 탈구

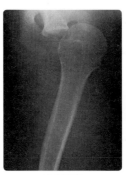

어깨 탈구

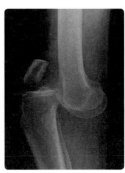

무릎 탈구

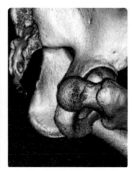

고관절 탈구
후방(둔부 쪽)으로 탈구

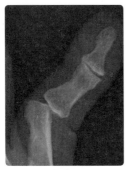

아탈구
(손가락)

- 탈구란 관절이 빠지는 것을 말한다.
- 여러 관절에서 일어나지만 어깨와 고관절에서 많이 볼 수 있다.
- 어깨에서는 전방탈구, 고관절에서는 후방탈구가 주로 나타난다.
- 완전히 빠진 탈구와 불완전하게 빠진 아탈구가 있다.

골절의 보전요법

수술은 환자에게 상처가 남기 때문에 되도록이면 수술없이 치료를 하려는 발상이 중요하다. 수술만이 치료법이 아니라 깁스 등의 보존요법도 정형외과의 무기 중 하나이다.

03

(남)신입: 골절이라고 하면 전 깁스가 생각납니다.

(여)신입: 그리고 팔걸이 같은 것도…

교　수: 깁스는 석고를 말하지. 요즘은 더 간편한 유리섬유를 이용한단다.

(남)신입: 그럼 깁스라는 것은 틀린 표현인가요?

교　수: 유리섬유는 캐스트(cast)라고 말하지. 그렇지만 옛날부터 고정하는 것을 깁스라고 하여 지금까지 그렇게 불리고 있단다.

(여)신입: 깁스에도 여러 종류가 있군요

교　수: 여기서는 깁스의 종류와 방법에 대해 배워보자.

■ 석고로 고정하는 깁스의 종류

• 깁스는 석고를 뜻한다.

• 면으로 된 붕대에 황산칼슘을 스며들게 한 것이며, 이것이 굳는 것을 이용한다.

• 면 붕대를 감고 그 위에 40도의 물에 적신 깁스를 감는다(감아서 만들기 때문에 깁스붕대라고도 한다).

• 마를 때까지 이틀 걸린다.

• X선이 잘 통과하지 않는 것이 단점이다.

(남)신입: 무겁겠어요.

(여)신입: 더울 것 같아요.

교　수: 여름에는 조금 그렇지. 그래서 요즘에는 더 가볍고 통풍이 잘되는 새로운 소재를 많이 사용하게 되었단다.

(남)신입: 캐스트를 말하는 것이군요.

■ 유리섬유로 고정하는 캐스트

- 유리섬유로 만드는 캐스트(cast)
- 물에 적셔서 감는다.
- 캐스트 사이즈는 대퇴는 5인치, 팔은 3~4인치로 감는다.
- 잘 마르는 것이 장점이다.

(여)신입: 깁스를 감는 것은 많이 어렵나요?

교　수: 어렵지. 특히 어린 아이들의 경우 더더욱 어렵지. 그래서 꼭 의사
　　　　가 감아야 한다네.

■ 깁스 감는 법

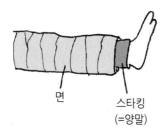

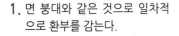

1. 면 붕대와 같은 것으로 일차적으로 환부를 감는다.

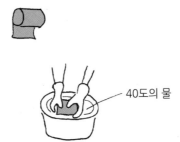

2. 40도의 물로 불린 깁스 또는 캐스트를 준비한다.

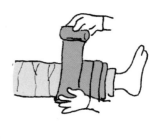

3. 굴리 듯 겹쳐지게 감는다. 이 때 조수는 환자의 환부를 잘 지지해야 한다.

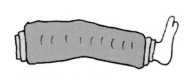

4. 끝!

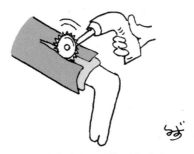

깁스 제거 시에는 칼을 이용한다.

(남)신입: 교수님. 만약에 길에서 골절환자를 발견하면 깁스 재료도 없고 어떻게 해야 합니까?

교　수: 그럼 주위에 있는 물건을 써서 고정을 해야지. 부목으로 사용하는 나뭇가지나 지팡이, 잡지 등 아무거나 대서 고정을 하면 된단다.

(남)신입: 에~이 그러면 안되죠. 아무거나라니요.

교　수: 왜 안되니. 기원전 이집트의 유적에서도 뼈를 고정하기 위해 부목을 사용했다는 증거들이 발견되었다네. 역사가 보증하는 치료법이시.

(여)신입: 교수님. 그냥 막 감는 것 하고 부목을 사용하는 것 하고 어떻게 다르나요?

교　수: 예리한 질문이군. 참 마음에 드는군. 정형외과 간호사에 한 발자국 다가간 증거지.

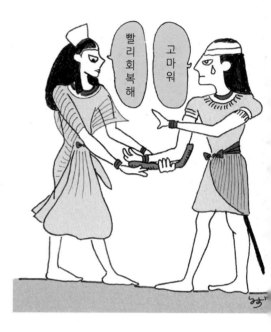

■ 부목의 사용법(골절 직후에 이용)

- 골절에 사용하는 부목을 정형외과에서는 schiene(독일어로 부목)라고 한다.
- 골절 직후에는 막 감아서 고정하면 안 된다.
- 그 이유는 붓기 때문이다.
- 골절 직후에는 한쪽 면만 고정하는 것이 바람직하다.
- 깁스를 감은 후 칼로 반으로 잘라 밑에만 남기고 고정을 한다. 밑에 그릇처럼 남는 것을 깁스 샬레(schale: 독일어로 그릇을 뜻함)라고 한다.

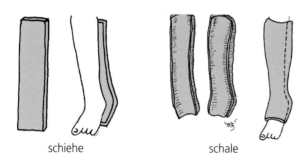

schiehe　　　　　schale

■ 깁스 · 부목의 사용법

- 면 붕대와 같은 것을 이용하여 일차적으로 환부를 감는다.
- 온수에 담가 적당히 짠다.
- 굳기 전에 환부의 한쪽 면에 대고 붕대로 감아 고정한다.
- schiene를 만들 수 있다. 휴지처럼 감겨있는 깁스를 길이에 맞게 풀고 10장 정도 두께로 만든다.

■ **상지깁스의 유지방법**

• 고정을 한 후에 안정을 유지하기 위해 상지를 지속적으로 높게 유지 해야한다.

• Stockinet velpeau방법과 삼각건을 사용하는 방법이 있다.

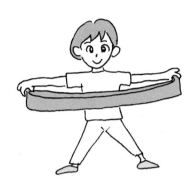

1. 국소마취를 한다.

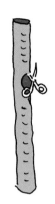

2. 상부 1/3 부위를 자른다.

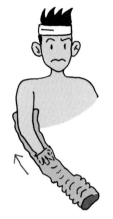

3. 자른 부위에 팔을 넣는다.

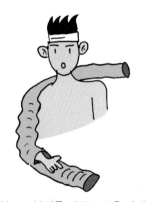

4. 하부 1/3 부위를 자르고 손을 꺼낸다.

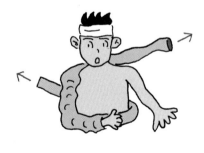

5. 한쪽은 목으로 나머지 한쪽은 허리로 돌린다.

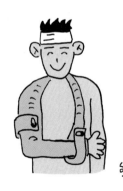

6. 각각을 손목과 팔에 고정한다.

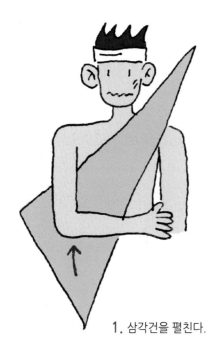

1. 삼각건을 펼친다.

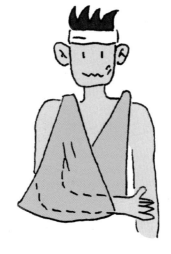

2. 되접어서 고정한다.

■ 깁스의 합병증

• 깁스를 강하게 감는다.
 − 다리를 들어주는 조수의 손자국이 남아 피부를 압박한다.
  ① 통증(작은 구두 신었을 때 같이 아프다)
  ② 욕창(지각장애, 인지장애의 환자들에게 생기기 쉽다)
  ③ 혈류장애(5P)
  ④ 신경장애

• 깁스를 느슨하게 감는다.
 − 굳기 전에 움직이면 느슨해진다.
 − 쉽게 구부러지는 깁스는 의미가 없다.
 − 관절을 움직일 수 있게 한다.

† MEMO 5P

혈류장애로 인해서 생기는 증상을 5P라고 한다.
① paleness ② pain ③ parasthesia ④ paralysis
⑤ pulselessness

견인

04

견인은 골절의 보전적 치료 중에서 깁스붕대와 어깨를 나란히 할 수 있는 대표적인 치료법이다. 당기는 것은 손으로 할 수 있으나 정확한 위치, 그리고 장시간 계속 당기는 것은 어렵다. 이러한 경우 도구를 사용하는 것이 편리하다. 견인은 자주 사용되는 치료법이기 때문에 기본적인 것을 잘 배우자.

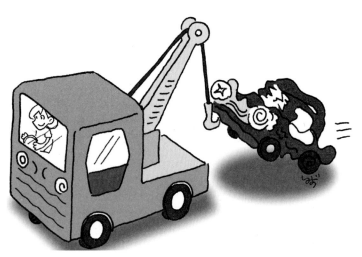

(여)신입: 견인이라고 하면 운전면허 딸 때 많이 들은 것 같은데...

(남)신입: 자동차에 끈을 묶어서 당기는 것 아닌가?

(여)신입: 맞다. 그렇게 배운 것 같네. 그런데 여기서 견인이라고 하면 사람한테도 끈을 연결해서 잡아 당기는 건가? 너무 야만적이야.

교　수: 그렇지 않다네. 정형외과는 더 야만적인 수술을 많이 하지. 뼈에 못을 박거나 망치도 사용하고 하니까.

(여)신입: 보기에 너무 아파 보여요. 저번 실습 때 두개골 견인 환자분을 보았을 때 머리에 핀이 있어서 너무 놀랐어요.

교　수: 보기에는 그렇지만 견인이 잘 되면 환자분은 아파하지 않고 편안해 한다.

(남)신입: 외상병동에는 견인하는 환자분이 참 많았던 것 같아요.

† MEMO 정복이란?
골절, 탈구 등으로 인한 뼈의 이상을 원래 상태로 되돌리는 것.

■ 견인이란

- 견인은 뼈를 잡아당기는 치료법이다.
- 골절이나 탈구를 정복하거나 수술까지의 안정을 유지하기 위해서 또는 요통의 치료법으로도 사용된다.
- 적응증으로는 상지 및 하지의 골절, 목의 탈구 등이다.

두 가지의 방법 골견인과 피부견인

■ 골견인과 피부견인의 차이점은?

- 뼈에 직접 핀을 고정하여 당기는 것이 골견인이며, 피부에 밴드를 감고 밴드를 당기는 것이 피부견인이다.
- 골견인이 더 강하게 잡아 당길 수 있다. 골견인은 10kg, 피부견인은 3kg정도 무게를 걸 수 있다.

■ 견인의 방법 –골견인

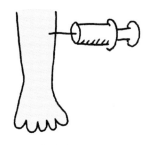

1. 국소마취를 한다.

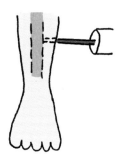

2. 피부에 와이어를 고정한다(전동 또는 수동식).

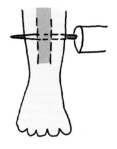

3. 드릴을 이용하여 직선으로 와이어를 삽입하여 뼈를 관통시킨다.

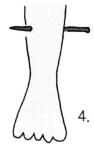

4. 비틀어지지 않도록 유지하면서 반대편 피부까지 관통시킨다.

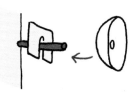

5. 칼로 남은 부분의 와이어를 잘라 낸다. Y자 거즈를 대고 고정한다. 와이어의 끝부분은 뾰족하기 때문에 다치지 않도록 cap을 씌운다.

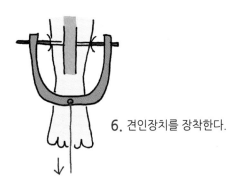

6. 견인장치를 장착한다.

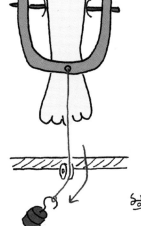

7. 적절한 무게를 걸고 견인한다.

■ 견인의 방법 - 피부견인

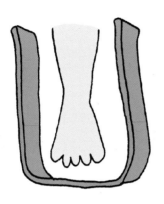

1. 밴드(track band)로 환부를 U자로 감싼다.

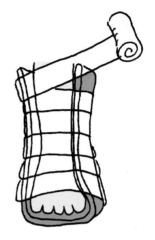

2. 붕대로 밴드와 환부를 감는다.

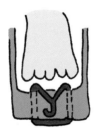

3. 밴드의 끝에 견인장치를 장착한다.

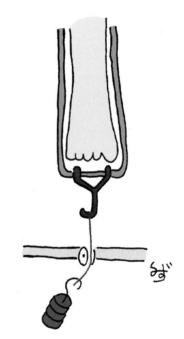

4. 적절한 무게를 걸고 견인한다.

견인의 합병증

■ 골견인 합병증(감염)

- 와이어 삽입부가 감염될 위험성이 있다.
- 환자가 많이 움직이거나 오염된 손으로 삽입부를 만지면 감염의 위험성이 높아진다.

■ 피부견인의 합병증(피부장애, 순환장애)

- 테이프 등에 의한 피부 가려움증이나 피부 벗겨짐과 같은 트러블과 순환장애(냉감, 부종, 울혈)가 일어나기 쉽다.
- 자주 밴드를 풀었다 감아서 피부의 상태를 확인해야 한다.

■ 체위변경 시 주의점(신경장애)

- 불량한 자세로 견인을 하게 되면, 신경마비를 일으킬 수 있다. 예를 들어 하지의 경우, 비골신경마비를 주의해야 한다. 다리가 외전되어 있는지, 발가락이 움직이는지 자주 확인해야 한다.
- 땅에 추가 닿으면 견인의 의미가 없다. 견인상태도 자주 확인해야 한다.

■ 정신적 증상과 관절구축

- 견인 기간이 길어지면 스트레스로 인해 정신건강에 악영향을 줄 수도 있다.
- 관절이 구축되지 않도록 관절을 움직일 수 있게 도와줘야 한다.

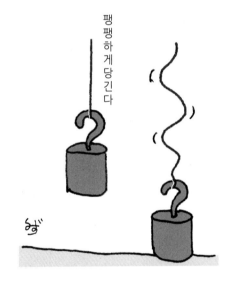

팽팽하게 당긴다

추가 땅에 닿아있지 않는지
확인이 필요하다.

† **MEMO** halo vest

두개골에 핀을 박고 몸체에는 베스트를 착용하여 고정하는 방법이다. 겉보기는 끔찍하나 최고의 고정력을 자랑한다. 경추 수술 전후, 경추 골절이나 탈구의 보존적 치료방법으로 사용된다.

여러가지 견인법

대퇴골경부골절 이외에도 여러 견인 법이 있다.

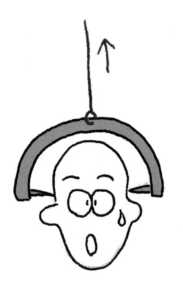 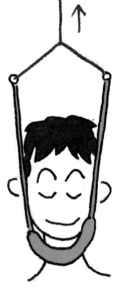

1. 두개골 견인: 두개골에 핀을 박아서 견인한다. 경추골절이나 탈구일 때 적용한다.

2. 목의 견인: 턱에 판을 고정하여 의자에 앉은 상태에서 견인한다. 누운 상태에서 견인하는 방법도 있다. 경추염좌나 경추신경근증 일 때 적용한다.

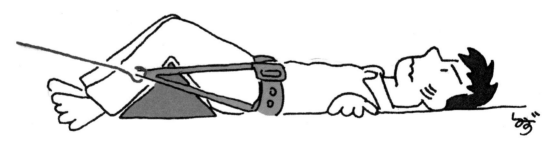

3. 허리 견인: 골반에 벨트를 착용하고 견인한다.

■ 소아 골절의 견인

아동의 경우, 되도록이면 수술을 하지 않는 것이 좋다(장기간 움직이지 않
아도 관절이 굳지않고 합병증도 적기 때문이다).

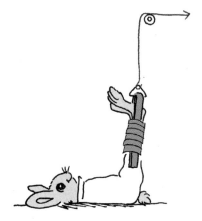

1. 브라이언트 견인: 양쪽 하지를 수직으로 당긴
   다. 2~3살 대퇴골 골절에 적용된다.

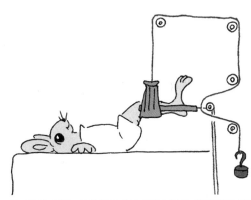

2. 러셀 견인: 고관절을 30도정도 띄운 상태에서 하지를 당긴
   다. 3~8살 대퇴골 골절에 적용된다.

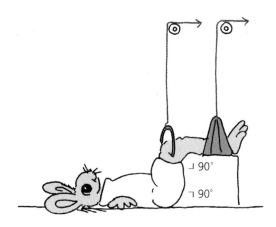

3. 90도-90도 견인: 무릎과 고관절을 수직으로 고정
   하여 하지를 당긴다. 2~12세 대퇴골 골절에서 적
   용된다.

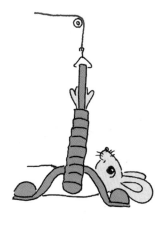

4. 팔꿈치 수직견인: 손~상지를 밴드로 고정하고 그 위에 붕
   대를 감는다. 이 상태에서 견인하는 방법이다. 상완골 과상
   골절에서 적용된다.

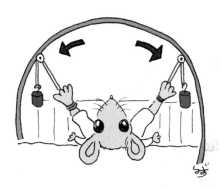

5. 신생아 견인: 양쪽 하지를 당긴다. 선천성 고
   관절 탈구일 때 적용한다. 점점 다리를 벌릴
   수 있도록 각도를 조절한다.

05

골절 수술

정형외과의 기본은 외상이다. 그리고 외상수술에 있어 골절 수술은 가장 기본적이다. 못이나 핀을 사용하여 뼈를 제자리로 돌리는 것은 무너진 건축물을 다시 세우는 목수와 같다. 뼈를 되돌리는 법과 고정하는 법에는 여러 가지 방법이 있다. 전국의 병원에서 창의적인 골절수술이 이루어지고 있다.

교　　수: 오늘은 특별강사를 초빙했다네. 정형외과 의사 두 분을 모셨습니다.

(남. 여)OS: 잘 부탁해.

(여)OS:　너희들 반응이 왜 그러니?

(여)신입: 여자 정형외과 의사라니 특이하다는 생각이 들어서요

(여)OS:　난 예전부터 구급차 소리만 들어도 피가 끓고 좋았어. 요리할 때도 막 자르고 붙이고 하는 것이 좋더라고.

(남)OS:　어 그건 나도 그래. 구급차는 밤낮 상관없이 오는데 난 언제나 대환영이야. 골절은 당연 수술을 해야지.

교　　수: 아! 이분들은 수술이라고 하면 눈 돌아가는 아주 유명한 의사들이라네.

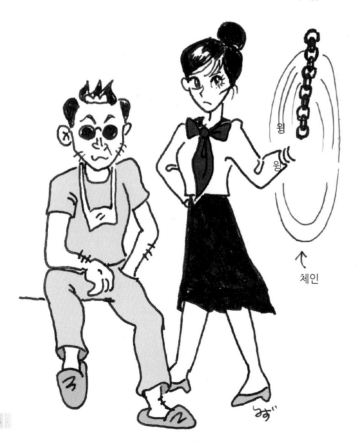

체인

관혈적 정복 고정술

■ 관혈적 정복 고정술이란?

- 골절 수술은 관혈적 정복 고정술이라고 한다.
- 긴 이름이기 때문에 정형외과의들은 ORIF (open reduction and internal fixation)라고도 한다.
- 메스를 사용하지 않고 피부의 외측에서부터 바늘을 찌르는 정도로 시행하는 수술은 경피적이라고 한다. 피부를 경유한다는 뜻이다.
- 최근에는 경피적 수술을 많이 시행하고 있다.

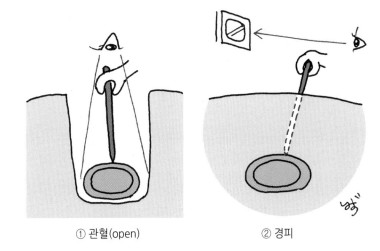

① 관혈(open)   ② 경피

■ 관혈적 정복 고정술의 '정복'과 '고정'

- '정복'이란 산산조각난 파편을 조립하여 모양을 맞추는 것이다.
- 정복한 후 아무것도 하지 않으면 다시 무너지기 때문에 금속으로 고정해야 한다.

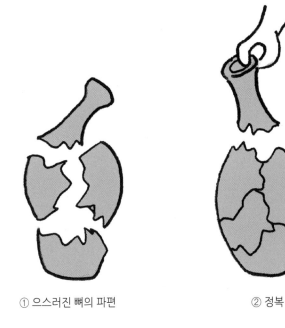

① 으스러진 뼈의 파편   ② 정복

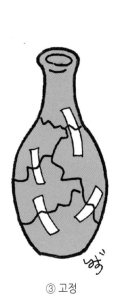

③ 고정

① 나사(screw)

② 못(nail)

③ 막대기(pin)

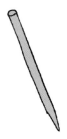

④ 부목(plate)

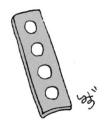

⑤ 와이어(wire)

수술 시 사용하는 금속

교　　수: 그럼 고정할 때 사용하는 금속에는 어떤 것이 있을까?

(여)신입: 고정이면... ① 나사가 있겠군요.

(남)OS: 오~ 잘 맞추는데

교　　수: 영어로는 screw라고 하지.

(남)신입: 저는 ② 못을 사용한다고 생각합니다.

(남)OS: 오, 이쪽도 잘 맞추는데

교　　수: 영어로는 nail이지.

(여)신입: ③ 막대기는 어떨까요?

(여)OS: 그래 그것도 많이 사용하지

교　　수: 이것은 pin이라고 하지. pin을 사용하는 것을 pinning라고도 하지.

(여)신입: 경피 pinning라고 들어본 적 있는 것 같아요

(남)신입: ④ 부목 같은 것은 필요 없나요? 깁스 같이 대주는 역할로...

(남)OS: 그것도 필요하지.

교　　수: 영어로 plate라고 한다. 이것은 말 그대로 접시야. 구멍이 뚫어져 있고 나사나 못이 지나가게 되지.

(여)OS: 그리고 ⑤ 와이어 같은 것도 필요하지.

교　　수: 두 강사님 감사합니다. 덕분에 많이 배웠습니다.

(여, 남)신입: 감사합니다.

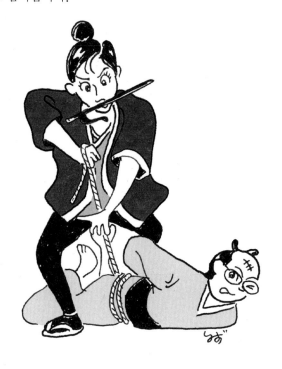

정형외과는 목수와 닮았다?

(여)신입: 이렇게 얘기를 들어보면 정형외과 의사는 거의 목수 같아요.

(여)OS: 목수라니. 너무 하잖아.

(남)OS: 그래. 이왕이면 조각가라고 해달라고.

(남)신입: 네, 알겠습니다.

교　수: 복잡한 골절을 치료하려면 예술작품을 만드는 것만큼 힘들단다.

(남)OS: 교수님. 좋은 말씀 훌륭하십니다.

(여)OS: 예술! 골절은 정형외과의 기본인데 정형외과 세계에선 웬지 경증으로 보는 경향이 있어서 사실 난 기분이 좋지 않았어.

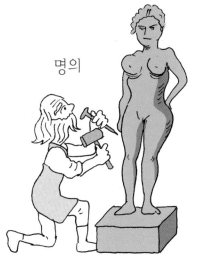

명의

교　수: 환자에 따라, 부위에 따라 골절은 제각각 이란다. 그래서 설계도는 무한대라고 해도 과언이 아니란다. 교수, 전공의, 경험, 지식 할 것 없이 모든 아이디어를 구사하여 치료하고 있다고 생각하면 된다네.

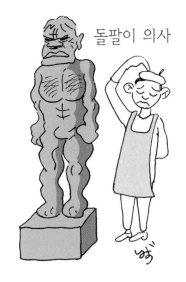

돌팔이 의사

(남)신입: 그럼 환자의 운명은 구급차로 실려간 병원에서 결정 나네요.

(남)OS: 그렇지. 그렇게 때문에 skill을 쌓아야지.

(남)신입: 어렵네요.

(남)OS: 그래도 재미있지.

(여)신입: 저는 무서운 것 같아요.

교　수: 골절의 역사는 인류의 역사와 함께 하였지. 지금까지 여러 아이디어를 구사하여 수술방법이 개발되었단다. 여기서는 유니크하고 참신한 방법을 다 공개하도록 하지.

(여, 남)신입: 야호!

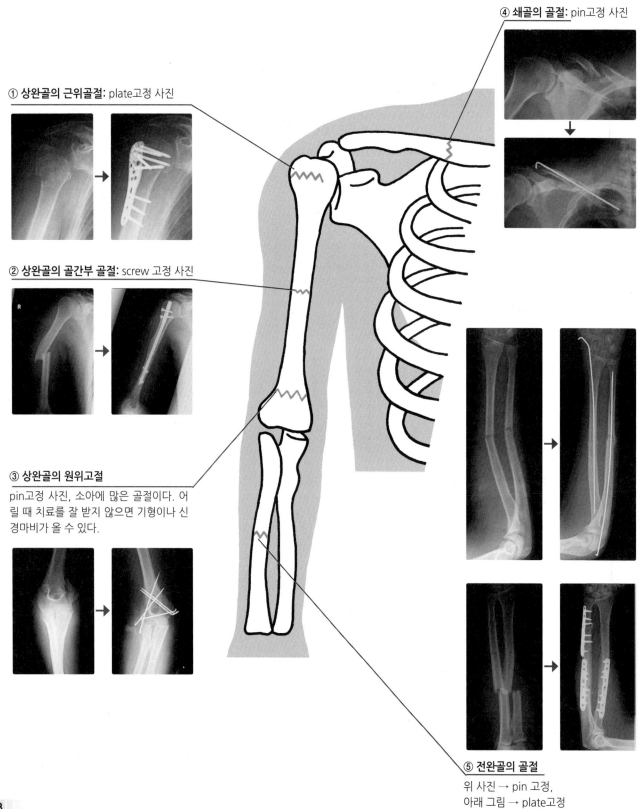

④ **쇄골의 골절:** pin고정 사진

① **상완골의 근위골절:** plate고정 사진

② **상완골의 골간부 골절:** screw 고정 사진

③ **상완골의 원위고절**

pin고정 사진, 소아에 많은 골절이다. 어릴 때 치료를 잘 받지 않으면 기형이나 신경마비가 올 수 있다.

⑤ **전완골의 골절**

위 사진 → pin 고정,
아래 그림 → plate고정

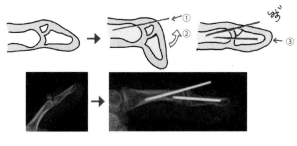

① 말절골의 골절

2개의 pin을 이용하여 골편을 집 듯이 고정한다.

† MEMO 말절골 골절

제1관절을 신전시키는 건이 끊어지는 경우와 건이 붙은 상태에서 박리골절되는 2종류가 있다.

건이 끊어짐

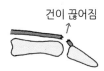

골절

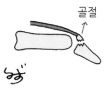

② 손목의 골절

요골 원위부골절, plate

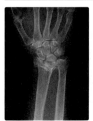 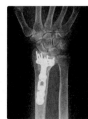

③ 중수골의 골절

작은 뼈이지만 정확히 정복을 하지 않으면 회전하여 손가락이 겹쳐지거나 짧아질 수 있다.

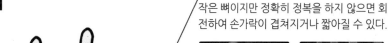

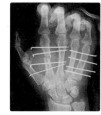 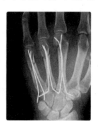

④ 주상골의 골절

20대에 많은 골절. 수술에는 2개의 나사를 가진 screw가 사용된다.

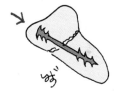

건축업계에서도 칭찬을 받은 screw이다. Screw를 한 바퀴 돌렸을 때 위 아래의 홈이 다르기 때문에 분리 된 뼈가 서로 당겨지면서 고정된다.

† MEMO 주상골은 코담배의 그릇이었다

엄지 손가락을 신전시키면 건과 건의 사이로 약간의 홈이 생기는 것을 알 수 있다. 이 홈의 밑에 주상골은 위치한다. 옛날 사람들은 이 홈에 코담배를 고정하여 피웠다고 한다.

홈

① 대퇴골의 골절(골간부)

교통사고 등의 외상에서 일어난다.

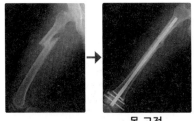

못 고정

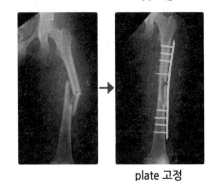

plate 고정

② 하퇴골 근위골절

상하 방향으로 함몰하는 골절이다. 함몰된 부분을 들어 올려서 plate나 screw로 고정한다. 뼈를 이식하는 경우도 있다.

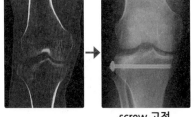

screw 고정

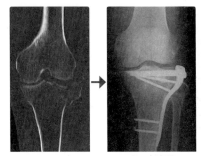

plate 고정

③ 종골 골절

함몰부를 집어 올려서 pin으로 고정한다. 뼈를 이식하는 경우도 있다.

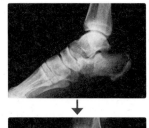

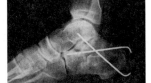

핀

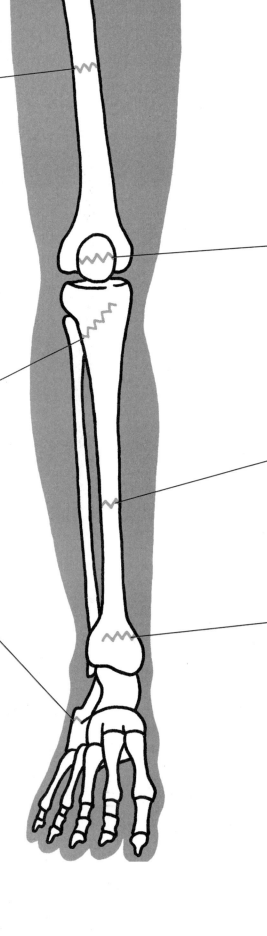

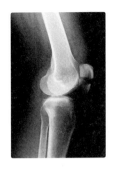 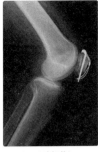 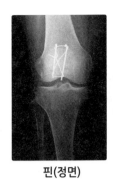 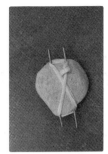

| 핀(옆) | 핀(정면) | 와이어 체결법 |

① 무릎골절(슬개골)

옆으로 두 동강이 난 슬개골은 무릎을 굽히면 서로의 골편이 멀어진다. 수술 시에는 딱딱한 pin으로 이용하여 고정하고 부드러운 wire를 이용하여 8자 모양으로 고정한다. 이렇게 고정을 하면 무릎을 굽힐수록 서로의 뼈가 더 붙는다.

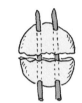 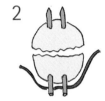

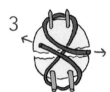 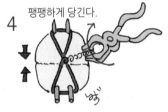

팽팽하게 당긴다.

② 하퇴골 골절(골간부)

근육이 없어 개방골절이 되는 경우가 많으며 혈관이 없어 뼈가 잘 붙지 않는다.

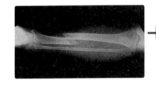 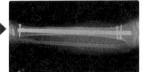

못 고정

③ 발목골절

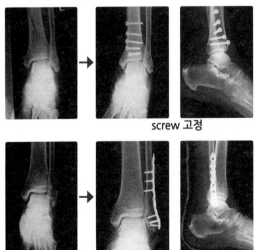

screw 고정

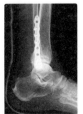

plate 고정

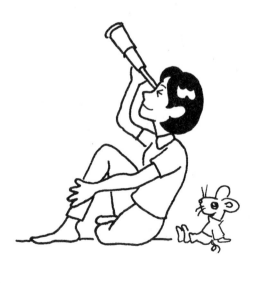

골절

† MEMO Jones fracture

1902년 Jones씨는 춤을 추다가 발을 다쳤다. 자신과 같은 증상으로 다친 병례를 모아 연구하여 Jones fracture를 발표하게 되었다. 이는 제5중족골 골절이며 피로골절으로써 축구선수들에게 많이 나타난다.

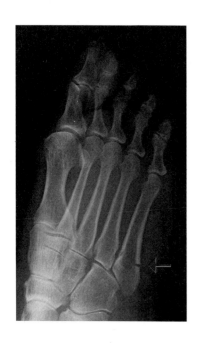

(남)신입: 어떤 기구를 사용하면 될 지 헷갈리네요.

(남)OS : 종류가 조금 많긴 하지.

교　수: 의학은 계속 발전하니까. 얼마 전까지 유행하던 방법이 뒤돌아보면 낙후되기도 하고.

(여)신입: 계속 그렇겠죠?

교　수: 그렇고 말고. 계속 더 좋은 방법이 등장하겠지. 어때? 너희들도 생각해보는 것이…

(여)신입: 그럼 저는 지금부터 골절을 당하고 오겠습니다. 내 몸으로 시험을 해야지…

(남)신입: 야~ 너 그건 좀…

교　수: 세계에는 여러 의사들이 있고 그런 방법으로 골절에 대해 연구하는 사람들도 있었다네. 어떤 사람은 그 골절에 자기 이름을 붙인 사례도 있을 정도야.

(남)신입: 제5중족골의 Jones fracture 맞나요?

교　수: 그래. Jones fracture도 그 중 하나지.

(남)OS : 아무튼. 기구나 수술 도구가 아무리 발전하여도 기본은 똑같아. 많이 보고 배우도록.

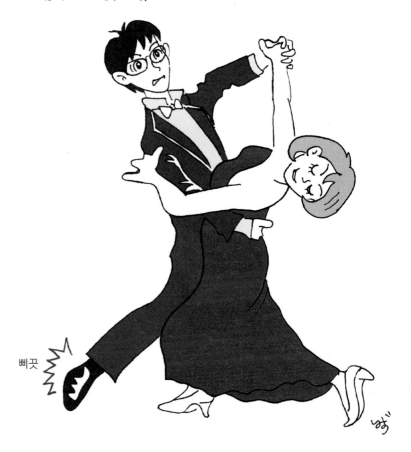

삐끗

골절의 합병증

수술을 하여도 골절이 완치된다고 보장할 수 없다. 때로는 새로운 증상이 발생할 수 있다. 수술 후에 발생하는 합병증에는 여러 가지가 있다. 여기서는 임상에서 자주 나타나는 대표적인 합병증에 대해 소개하겠다.

06

(남)신입: 수술을 해서 뼈의 모양을 맞추기만 하는 것은 조금 부족한 것 같아요.

교　수: 관절이 잘 움직이는지, 힘은 잘 들어가는지, 기능은 회복되었는지. 모든 면에서 충족되지 않으면 성공이라고 할 수 없지.

(여)신입: 골절 수술이 잘 안되면 어떤 증상이 나타나나요?

교　수: 그럼 한 번 수술 후의 합병증에 대해 배워보도록 하자.

■ 골절부가 붙지 않는 위관절

• 골절된 곳의 뼈가 붙지 않고 떨어진 상태로 있는 것을 위관절이라고 한다. 뼈와 뼈의 사이에 틈이 있어 새로운 관절이 생긴 것처럼 보이기 때문이다.

• X-ray검사 상에서는 골절의 가장자리가 성숙하여 도저히 붙지 않게 보인다.

• 초음파 자극으로 뼈가 붙도록 하는 방법도 있으나 이것으로도 붙지 않은 경우 골이식과 같은 수술을 시행한다.

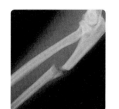

위관절
척골골절 후 골절
부위에 틈이 생김

■ 뼈가 얇아지는 골위축

• 뼈는 어느 정도의 무게를 가하거나 일을 하지 않으면 점점 약해진다.

• 장기간 침대에 누워있거나 깁스 등에 의해서 뼈에 부담을 주지 않으면 뼈는 약해지고 얇아진다.

• X-ray검사에서는 골다공증과 비슷하게 보인다.

• 자립신경이상이 관여하는 경우도 있다. 예를 들어 CRPS(complex regional pain syndrome)등이 있다.

• 다리의 거골골절에서 보이는 위축은 혈액순환이 잘 이루어지지 않는 징후이기도 하다.

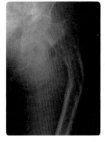

골위축
bed ridden 기간이 길
어지면서 뼈가 약해짐

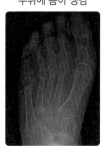

위관절
깁스 적용 후
뼈가 약해짐

■ 뼈의 모양이 바뀌는 변형유합

- 해부학적으로 다르게 골절된 뼈들이 붙는 것을 말한다.

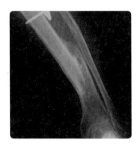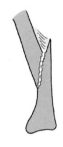

■ 뼈가 부풀어 오르는 이소성골화

- 수술 후 급격하게 관절을 움직이게 되면 쉽게 생긴다. 근육의 혈종(피의 덩어리)이 골화 된 것으로 여겨진다.
- 팔꿈치 주변의 관절에서 많이 일어나며 재활치료가 필요하다.
- 또한 뇌 외상이나 정신질환 환자에서는 뼈가 쉽게 붙는다고 한다(정신 연령이 어려져 아이들의 상태로 되돌아가기 때문일까?).

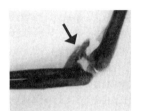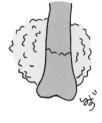

伊藤惠康 등: 팔꿈치 주변 골절의 치료와 합병증. 정형외과 MOOK: 정형외과 치료에 있어서의 합병증과 대체, 金原출판, 235쪽, 1989

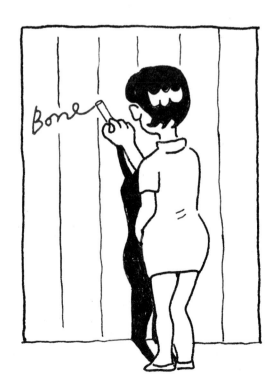

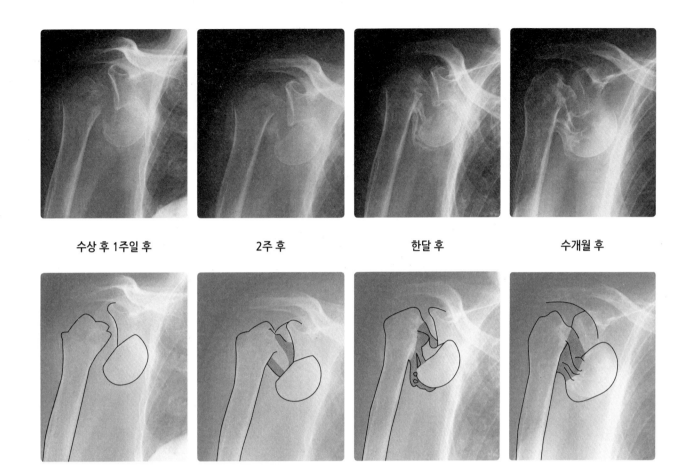

| 수상 후 1주일 후 | 2주 후 | 한달 후 | 수개월 후 |

† MEMO 가골의 집념?

견관절탈구의 사진이다. 이 환자는 고령이며 합병증이 있어 수술을 하지 못하여 보존적 요법으로 방치된 상태로 있었다. 시간이 지날수록 탈구된 뼈에서부터 새로운 다리를 놓듯이 가골(callus)이 성장하는 모습을 볼 수 있었다. 최종적으로는 가골로 인해서 탈구된 뼈가 융합되기까지 하였다.

골절은 퍼즐이다?

(여)신입: 뼈 수술은 퍼즐 맞추는 것과 비슷한 것 같아요.

교　수: 뭐 비슷하긴 하지. 그렇지만 꼭 원래 모습으로 딱 맞출 필요는 없단다.

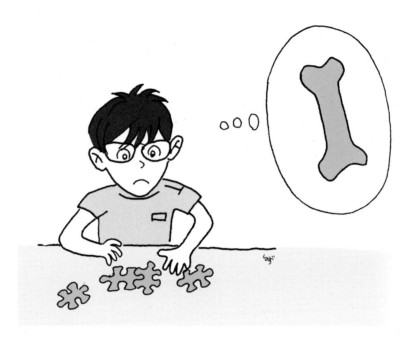

(남)신입: 네? 그건 A형인 저에겐 용납될 수 없어요.

교　수: 예전에는 틈이 없고 완벽한 복구를 하는 것이 좋다고 여겨졌단다. 그래서 뼈를 퍼즐처럼 맞추는 것이 수술의 목적이었지.

(남)신입: 당연히 그래야죠. 그렇게 해야만 하는 것 같아요.

교　수: 1950년대에는 AO Foundation라는 유럽 의사들의 모임이 등장하였으며 그들의 방법은 세계에 급격하게 퍼지게 되었지. 어느 수술실이든 AO세트가 있어서 젊은 의사들은 수술도구들을 번호와 함께 암기했을 정도였단다.

(여)신입: 미국단체가 아니기 때문에 AO(아오)라고 읽는 거 군요.

† MEMO AO Foundation

1958년. 세계적인 골절치유연구단체

교　　수: 당시 AO 교과서에는 강한 고정을 해야만 한다고 쓰여져 있었단다. 못을 이용하여 plate를 누르게 끔 고정하였지. 그러나 그 후 골절치료법이 혁명적으로 변하게 된단다. 강한 고정은 오히려 해가 된다는 것을 알게 되었지. 골막을 손상시키고 혈관도 손상시켜서 그 결과...

(남)신입: 오히려 뼈가 잘 안 붙겠군요.

교　　수: 그렇지. 골절부는 가능한 가만히 두는 것이 좋다는 생각을 하게 되는데 그 때 등장한 것이 locking plate라는 것이란다.

(남)신입: plate에 나사의 홈이 파여져있네요.

교　　수: 미리 plate에 홈을 파놓으면 나사로 인해 금속들은 잘 고정되는 장점이 있지. 그리고 골절부를 많이 건드리지 않아도 되게 되었단다.

(여)신입: 뼈에 부담이 안가는 고정법인 것 같아요.

교　　수: 이 방법 덕분에, plate를 뼈의 모양에 맞추어서 구부릴 필요가 없어 졌단다. 골다공증과 같이 나사가 잘 조여지지 않는 뼈에서도 고정을 할 수 있게 되었지. 또한 plate가 움직이거나 빠지는 일도 많이 줄었다고 하더군. 최소한의 절개를 한 후 plate를 피하에 넣어서 뼈 위에 넣는 방법(MIPO)등도 시행되고 있단다.

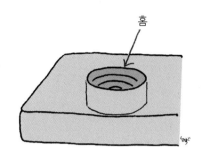

홈

† MEMO MIPO

Minimally invasive plate osteosynthesis. 최소한의 절개로 plate를 삽입하여 고정하는 방법이다.
① 최소한의 절개로
② plate를 미끄러지듯이 삽입한다.
③ 고정한다.

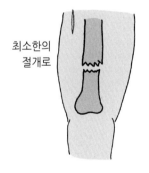

최소한의
절개로

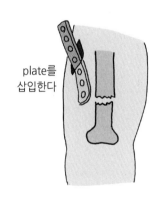

plate를
삽입한다

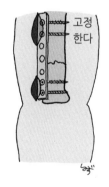

고정
한다

바나나로 예를 들어보면...

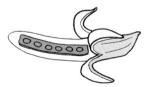

껍질을 모두 다 벗기지 말고

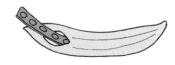

최소한으로 구멍을 낸 후 삽입하고

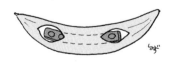

고정한다.

07

창외고정(골절부의 양편에서 고정)

골절의 수술에는 절개를 하지 않고 고치는 방법이 있다. 바로 창외고정이다. 부러진 각각의 골편에 핀을 통과시켜 금속봉을 이용하여 고정하는 방법이다. 깁스 등으로 피부를 덮지 않기 때문에 환부를 쉽게 관찰할 수 있다. 또한 관절을 고정하지 않기 때문에 자유롭게 몸을 움직일 수 있다. 그러나 한편으로 고정하는 힘이 다소 불안하며, 샤워를 할 수 없다는 단점이 있다.

(남)신입: 교수님. 창외고정법이라는 치료방법이 있다고 들었습니다.

교　수: 창외고정법이란 상처 밖에서 즉, 피부 밖에서 뼈를 고정하는 방법이란다.

(남)신입: 어떤 경우에 이 방법을 쓰게 되나요?

교　수: 창외고정은 일시적인 고정방법이란다. 심한 골절이거나, 심야에 구급차를 타고 온 응급환자로 고정도구가 준비되지 않았을 때, 또는 개방골절과 같이 금속을 넣으면 감염될 위험성이 높을 경우 유효하게 사용될 수 있지.

(여)신입: 창외고정법의 장점은 어떤 것이 있나요?

교　수: 최소한의 침습이라고 할 수 있지. 메스를 넣어 절개하는 경우도 거의 없단다.

(남)신입: 그래도 피부에 핀을 박은 채로 있는 거죠?

(여)신입: 그 모습을 상상하니.. 조금 두렵네요..

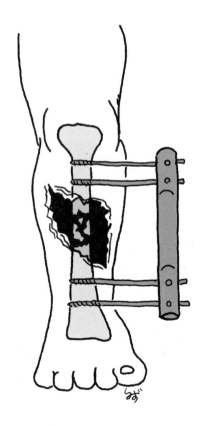

- 골절한 곳이 아닌, 상처부위에서 조금 떨어진 부위에 핀을 삽입하여 뼈를 고정하는 방법이다. 핀은 피부의 밖에서 창외고정기에 연결한다.
- 고정기에는 막대형과 링(ring)형이 있으며, 이 두 가지를 합친 복합형 고정기도 있다.

■ 창외고정의 장점과 단점

- 장점

  ① 연부조직에 안전하다(혈관, 신경, 근육).

  ② 골절을 안정시킨다.

  ③ 수술을 하지 않고 조정이 가능하다.

  ④ 환부가 오염되어 있어도 고정할 수 있다.

  ⑤ 초보 의사도 쉽게 할 수 있다.

- 단점

  ① 보기에 흉하다.

  ② 옷을 입을 수 없고 주위 물건에 닿을 수 있다.

  ③ 관절 가동범위가 좁아져 못 움직이게 될 수 있다.

  ④ 오랫동안 적용하면 핀 삽입부위에 감염 위험성이 있다.

■ 창외고정의 적응증

- 창외고정의 적응증은 많다

  ① 개방골절: 오염이 된 경우가 많아 환부에 금속을 넣어서 고정하면 감염을 일으킬 수 있다.

  ② 분쇄골절, 관절에 가까운 골절: 관절을 고정하는 것이 어렵고 뼈가 으스러져 있어 금속을 넣기 어렵다.

  ③ 소아골절: 뼈를 많이 건드리는 것을 피하기 위해서. 골단선을 관통하면 성장장애가 일어날 수 있다. 어린아이의 경우 금방 뼈가 붙는다.

- 관절고정술이나 뼈 절단술 등과 같은 수술 후에 가고정을 할 때 창외고정을 사용한다.

- 주위 조직이 아물고, 환자 상태가 회복된 후 이차적으로 수술을 진행할 수 있다.

교 수: 고정법 이외에도 많은 치료법이 있지. 예를 들면 뼈를 연장시킬 수도 있단다.

(남)신입: 진짜예요?

교 수: 기기가 피부 밖에 위치하고 있어서 여러 가지 조작을 할 수 있단다.

(여)신입: 그러면 제 다리도 길게 늘어뜨릴 수 있었으면 좋겠어요.

교 수: 음... 다리길이는... 포기하렴...

■ 창외고정의 적용–가골연장법

• 창외고정기를 이용하여, 뼈의 길이를 연장시킬 수 있다.

• 원리는 밑에 그림을 참조해주세요.

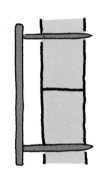 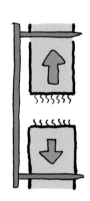 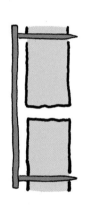 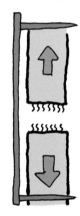

1. 인위적으로 뼈를 절단하여 골절을 만든다.

2. 골절을 치유하기 위해 뼈가 생성된다. 뼈가 붙기 직전에 골절부위 틈을 넓혀준다.

3. 또 다시 뼈를 붙이기 위해서 뼈가 생성된다.

4. 그러면 다시 골절부위의 틈을 넓혀준다.

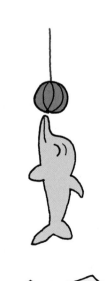 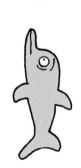 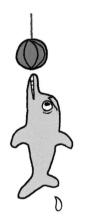 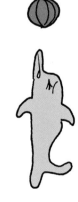

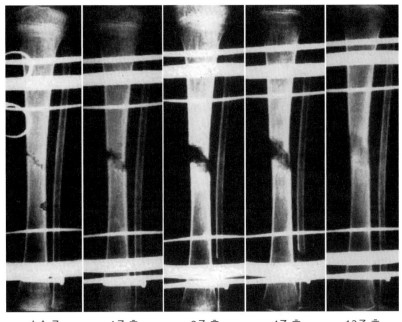

| 수술 중 | 1주 후 | 2주 후 | 4주 후 | 12주 후 |

가골 연장법
內山英一, 山下敏彥: 河邨式脚연장술.
별책 정형외과 55, 25p, 南江堂, 2009

- 이런 방법을 가골연장법이라고 한다.
- 좌우 다리길이가 다르거나 첨족 등의 기형을 치유하는데 적용된다. 또는 골이식 등, 지금까지 치유하기 어렵다고 여겨진 수술에 응용하면서 사용되기도 한다.
- 기형의 교정이나 뼈를 연장할 때 정확해야함으로 프로그래밍을 이용하여 시행하게 된다.

(남)신입: 창외고정은 아주 훌륭한 방법이라고 생각합니다.

(여)신입: 그래도 환자입장으로는 힘들 것 같아요.

교 수: Pin 삽입부는 감염위험성이 높으니까 주의를 해야 한단다. 청결을 유지하는 것이 중요하지.

(여)신입: 무엇보다 창외고정기를 착용한 상태에서 생활하는 것은 힘들 것 같아요.

(남)신입: 보기에도 안 좋고 인내심이 없는 환자이면 고정기를 빼는 등 부작용이 심할 것 같아요.

교 수: 그만큼 정신적인 간호도 잘 해야 한다는 뜻이지.

† MEMO 소독

옛날에는 다쳐서 집에 가면 빨간 소독약으로 소독하고 상처부위에 물이 묻으면 안된다는 얘기를 많이 했었지. 그러나 그것은 틀린 얘기이다. 소독은 상처부위 표면에 기생하는 좋은 균까지 제거해 버린다. 상처부위를 건조시키는 것도 좋지 않다. 가장 좋은 방법은 상처표면을 흐르는 물로 씻어 오염을 제거하는 것이 중요하다.

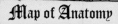

골절의 다발지대 대퇴골 근위부의 해부

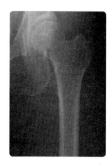

(여)신입: 왜 이 부분은 특별코너를 만들어가면서 소개 해야 하나요?

교   수: 흔한 골절 부위이기 때문이지.

(남)신입: 왜 많아요?

교   수: 그것을 알기 위해서 지금부터 대퇴골에 대한 해부를 배워보도록 하자.

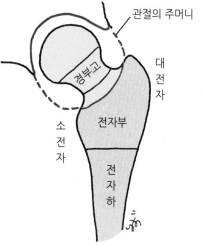

- 대퇴골은 뼈 중에서 가장 긴 뼈이다.
- 윗부분은 구형으로 되어있으며 이를 골두(femoral head)라고 한다.
- 골두의 밑부분인 잘록하게 들어간 부분은 경부(femoral neck)라고 한다.
- 경부에서 대퇴골의 본체에 이동하면 근육이 붙는 융기가 2개있다. 외측에 있는 융기를 대전자(greater trochanter), 내측을 소전자(lesser trochanter)라고 한다. 이 부분을 전자부(inlertrochanteric)라고 한다.

- 전자부 근처에 관절포가 있어 골두의 주위를 감싸며 관절의 안쪽과 바깥쪽을 나눈다.

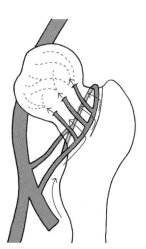

- 골두를 먹여살리는 혈관(골두영양혈관)은 그림의 화살표와 같이 머리쪽으로 들어가서 관절포 안을 통과하게 된다.
- 만약 이 중요한 혈관이 끊기게 되면 머리 쪽으로 혈액이 흐르지 않아 골두괴사(뼈가 죽은 상태)가 발생한다.

대퇴골경부골절

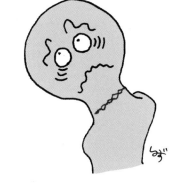

고령자에게 일어나는 사고 중에서 많은 비율을 차지하는 것이 낙상이다. 낙상한 경우 가장 위험한 것이 대퇴부경부골절이다. 중상의 경우, bed ridden이 되기 때문에 예방과 치료 및 회복기의 care가 중요하다.

08

교　수: 노인, 낙상, 보행불능이라고 들으면 구급차가 도착하기 전에 대퇴골경부골절을 의심을 해야 한다.

(여)신입: 왜 군이 경부라는 단어를 붙여서 말하는 건가요?

교　수: 거기만 꼭 부러지기 때문이지.

(여)신입: 근데요. 이 목 부분 왠지 사선으로 비스듬하게 붙어있는 것 같아요.

교　수: 그렇기 때문에 넘어졌을 때 골절이 쉽게 일어난단다.

(남)신입: 연간 10만 명이 이렇게 다쳐서 온다고 하네요.

(여)신입: 정형외과 병동이라면 몇 명은 꼭 입원하고 있겠네요.

교　수: 의료비 지출도 크고, 여러 의미에서 심각한 골절이라고 할 수 있지.

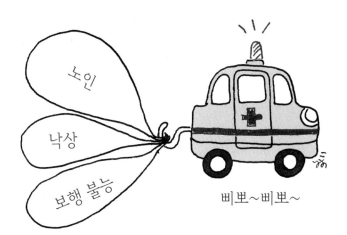

삐뽀~삐뽀~

대퇴골경부골절의 특징

• 대퇴골경부골절은 치유되기 어려운 골절이라고 한다.

　이유1: 골다공증인 확률이 높은 고령층이기 때문에 뼈가 잘 붙지 않는다.

　이유2: 경부는 사선으로 되어있어 골절선이 비틀려있다.

　이유3: 혈관이 끊기면 혈류가 나빠 뼈가 괴사되기 쉽다.

　이유4: 골두에는 골막이 없기 때문에 가골이 잘 생성되지 않는다.

내측골절과 외측골절

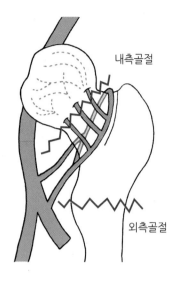

내측골절

외측골절

■ **관절의 내측인지 외측인지, 그것이 문제로다(심각성을 판단하는 포인트).**

- 대퇴골경부골절은 관절의 내측 또는 외측으로 분류한다.
- 혈액의 공급 방법이 다르기 때문에 치료방법도 다르다.
- 내측골절은 혈류가 멈추게 되며, 외측골절은 혈관에 대한 영향 없어 부러지더라도 혈류는 유지된다. 즉 내측골절은 뼈가 붙지 않으며 외측골절은 뼈가 잘 붙는다.
- 일반적으로, 내측 및 외측이든 전신상태만 괜찮으면 신속하게 수술을 시행하는 경우가 많다. 오랫동안 움직이지 않고 누워있게 되면 합병증이 발생하기 쉽기 때문이다.
- 외측골절은 전자부골절, 또는 전자하골절 이라고도 한다.

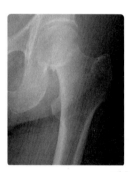
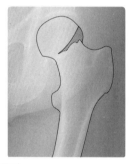

내측골절

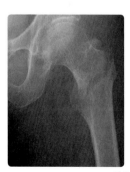
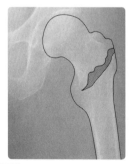

외측골절

대퇴골경부골절의 중증도 분류

- 내측골절은 가든분류가 사용된다. 외측골절은 에반스분류가 사용된다.

■ 가든 분류

- 가든 1형은 불완전골절

    2형은 완전골절이지만 뒤틀리지 않은 상태이다.

    3형은 완전골절이며 뒤틀린 상태이다.

    4형은 완전골절이며 3형보다 더 뒤틀린 상태이다.

- 3형과 4형은 구분이 어렵다.
- 1형과 2형은 안전하다고 여겨진다.

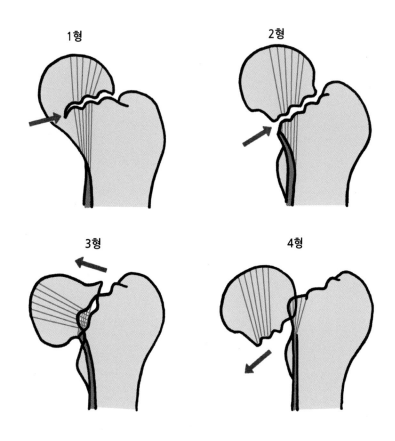

■ 에반스 분류

- 에반스 1형과 2형은 골절의 방향이 다르다.

- 2형은 역사타입(reverse oblique)으로 아주 불안정한 골절이다.

- 1형은 4개로 나누어진다.

    1-1은 뒤틀림 없음.

    1-2은 약간 뒤틀렸으나 정복이 가능하다.

    1-3은 내측이 뒤틀려서 정복하기 힘들다.

    1-4은 분쇄골절

- 1형의 1과 2만 안정형이며 나머지는 불안정형으로 구분된다.

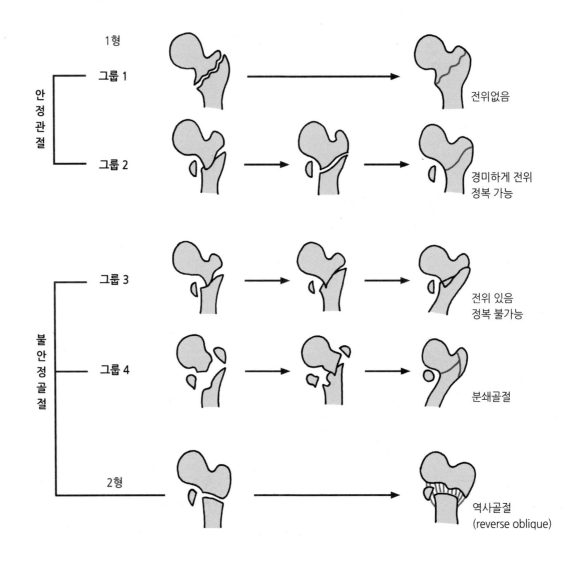

(여)신입: 대퇴골경부골절 환자가 오면 주의해야 할 것이 뭐가 있을까요?

교　수: 하지 정맥혈전이나 폐색전의 위험도가 높지. 그래서 하지의 혈전 여부를 검사해 보아야 한다. 심초음파나 MRI검사, 혈액검사 중에 D-dimer검사를 하는 것이 바람직하다.

(남)신입: 대부분의 환자들이 합병증은 가지고 있겠죠?

교　수: 그렇지. 폐렴이나 당뇨병, 고혈압과 같은 과거력을 아는 것이 중요하단다.

(여)신입: 옛날에는 수술을 한다는 것을 생각지도 못했는데...

교　수: 그리고 출혈도 많지. 외측형은 해면골(뼈 안에 있는 피가 풍부한 뼈)이 많아 잘 붙지만 그만큼 출혈도 있어 출혈성 쇼크를 주의해야한다. 그리고 다리가 외전되는 경우가 많지. 그렇다는 것은...

(여)신입: 비골신경마비 증상이군요!

교　수: 그렇지-. 점점 정형외과 간호사가 다되어가는구나.

09

뼈를 붙일까, 금속으로 대체할까?
대퇴골경부골절의 수술

대퇴골경부골절의 수술에는 크게 2가지 방법이 있다. 부러진 뼈를 어떻게 붙여서 원래 대로 복구시키는지, 또는 충치를 금니로 바꾸듯이 금속으로 교체하는 방법이다. 이러한 2가지 방법을 기준으로 여러가지 수술법이 고안되고 있다. 여기서는 대표적인 것을 소개 한다.

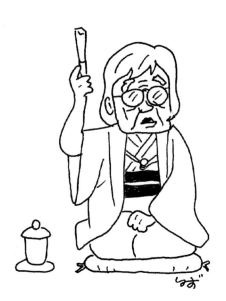

(여)신입: 연세가 있으신 분들도 수술을 해야만 하나요?

교　수: 그렇지. 그런 환자들이 계속 누워있으면 어떻게 될까? bed ridden이 되고 인지장애도 올 수 있지. 그리고 흡인성폐렴 가능성이 있고 혈전도 무섭지. 근력도 떨어지고 욕창도 생길 수 있어 불안하단다.

(여)신입: 비골신경 마비도 올 수 있겠죠?

교　수: 되도록 빨리 수술하고 보행할 수 있게 도와주는 것이 중요하단다.

(남)신입: 수술에는 어떤 것이 있나요?

교　수: 크게 2가지로 나눌 수 있단다. 매일 정형외과에서 시행되는 아주 흔한 수술이지.

뼈를 남길 것인가, 뼈를 포기할 것인가, 그것이 문제다.

■ 판단을 위해서는 내측골절과 외측골절

대퇴골경부골절은 내측형 또는 외측형 어느 쪽인가에 따라 수술방법이 달라진다.

① 외측골절 → 뼈가 붙는다 → 뼈를 남긴다 → 뼈를 붙이는 수술

② 내측골절 → 뼈가 붙지 않는다 → 뼈를 포기한다 → 금속으로 바꾸는 수술이 원칙이다.

■ 그러나 예외는 있다

- 물론 예외는 있다. 예를 들어 내측골절 중에서도 가든 1형은 뼈가 붙을 가능성이 높기 때문에 외측형처럼 생각해도 된다.
- 내측골절 가든 1,2형은 보존적인 치료가 가능하기도 하나 환자의 상태에 따라 수술을 할 경우도 많다.

뼈를 붙이는 수술

- 부러진 뼈를 살리고 원상복구 시키는 수술
- 원래대로 되돌리려면 각종 관혈절 정복고정술이 이루어진다. 어느 도구를 사용하는가에 따라 수술방법이 달라진다는 것을 뜻한다. 병원의 방침에 따라 수술방법이 다르다.
- 어느 수술이든 X-ray를 촬영하면서 하게 된다.

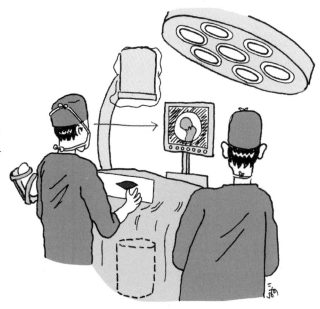

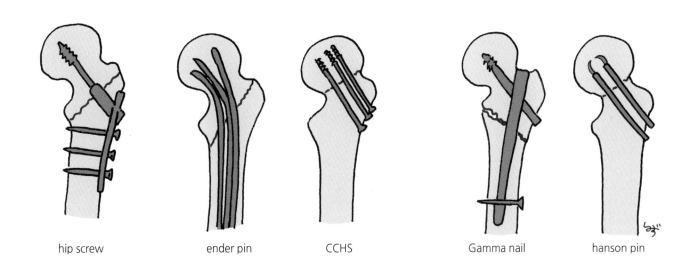

hip screw   ender pin   CCHS   Gamma nail   hanson pin

■ hip screw(screw와 plate를 조립하여 삽입)

- Compression hip screw(CHS), sliding hip screw(SHS)라고 불린다.
- 뼈의 외측을 고정하는 plate를 축으로 하여 lag screw가 달려있다.
- compression은 압박이라는 뜻이다. 경부가 수축하게 되면 이에 맞게 금속이 줄어든다. 그러면 골절부에 압박이 가해지게 된다.
- 에반스 2형인 경우 sliding의 기능이 잘 되지 않아(골편 간격이 점점 멀어진다) 고정이 어렵다.

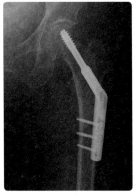
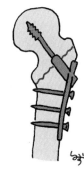

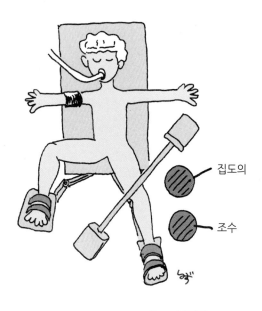

집도의

조수

1. 환자를 바로 눕힌 상태에서 X-ray영상을 확인하면서 다리를 당기거나 하면서 골절부위를 복구시킨다. X-ray기기를 설치해야 하기 때문에 반대쪽 다리는 외전시킨다.

X-ray 이미지

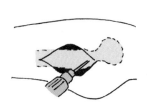
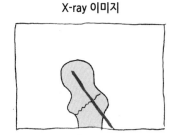

2. 허벅지 옆을 절개하여 근막, 근육을 나눠서 대퇴골을 꺼낸다. X-ray영상을 확인하면서 guide pin을 삽입한다.

3. lag screw를 경부 방향으로 삽입한
   다. 이 때 삽입길이를 잰다.

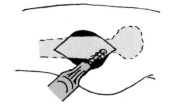

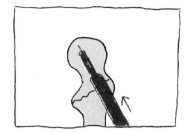

4. lag screw와 plate를 조립한다.

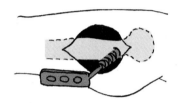

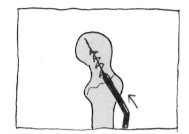

5. plate의 구멍에 screw를 넣어
   서 고정한다.

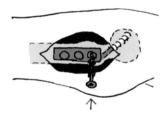

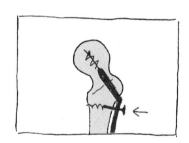

6. 수술 끝!

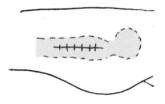

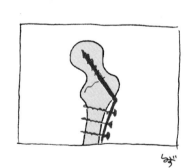

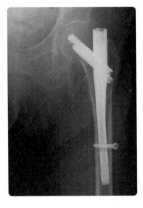
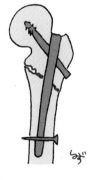

■ Gamma nail(rod을 고정하여 screw를 삽입)

- nail은 못을 의미한다. short femoral nail 이라고도 불린다.
- 뼈의 중심을 가로지르는 rod(막대)을 축으로 하여 그곳에 lag screw를 고정한다.
- gamma는 사람의 이름이 아니고 그리스어다. 문자와 수술 후의 나사 모양이 비슷하여 명명되었다.
- 에반스 2형의 경우에도 hip screw에 비해 대응하기 쉽다.

1. 체위는 hip screw와 같다.

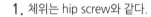

X-ray 이미지

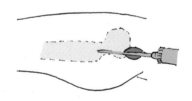
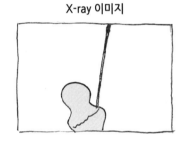

2. 동일하게 허벅지 옆을 절개한다. hip screw보다 조금 더 높은 부위를 절개한다.

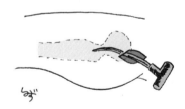
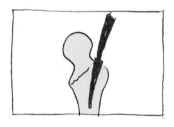

3. rod를 집어넣어 대퇴골을 관통시켜 구멍을 넓힌다.

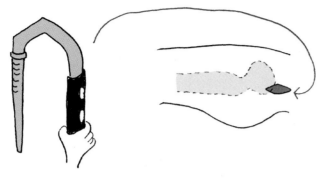

4. X-ray를 확인하면서 lag screw
를 경부 방향으로 삽입한다.

5. X-ray를 보면서 rod 구멍에
screw를 넣어서 고정한다.

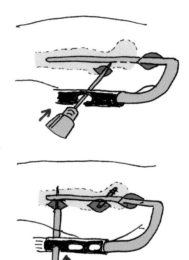

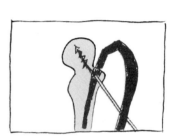

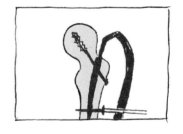

6. 수술 끝!

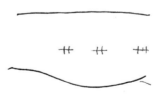

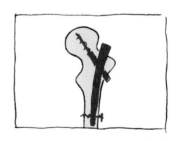

■ Ender pin(대퇴골의 아래쪽에서 삽입)

- 대퇴골의 아래쪽에 구멍을 내어 만곡된 핀을 하나 둘씩 삽입한다.
- 핀은 많을수록 좋다.
- 회전에 약하며 구멍에서 핀이 빠지는 단점이 있다.

■ CCHS, hanson pin(경부에 평행하여 삽입)

- 가든 1,2형의 내측골절인 경우 사용된다.
- 경부에 평행하게 다수의 screw와 pin을 삽입하여 골두를 고정한다.
- Hanson pin은 가장자리에 고정나사가 나와 있어 이것으로 뼈를 고정한다.
- 비틀어진 내측골절은 인공골두(금속으로 치환하는 수술)가 좋다.

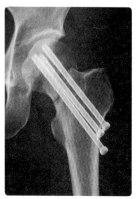
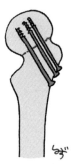

CCHS

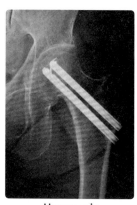
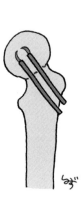

Hanson pin

금속으로 변경하는 수술 = 인공골두치환술

부러진 골두는 포기하고 대신 금속의 골두로 치환하는 수술이다. 단점으로
는 관혈적 정복 고정술에 비해 출혈이 많고 침습적이며 수술시간이 길다는
것이다.

인공골두치환술의수술법

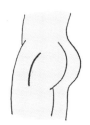

1. 환자를 옆으로 눕히고 둔부
에서 허벅지까지 절개한다.

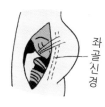

2. 근막과 근육을 잘 도려내
서 관절을 드러낸다.

좌골신경

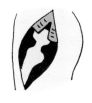

3. 관절의 관절포를 자르면
대퇴골과 골두가 보인다.

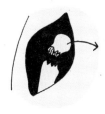

4. 대퇴골의 골두를 드러낸
다. 보통 부러진 상태이지
만 아닌 경우 부러뜨려서
꺼낸다.

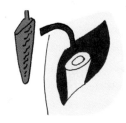

5. stem을 남은 대퇴골의 중
심을 뚫듯이 박는다.

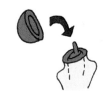

6. stem에 인공 neck과 인공
골두를 씌운다.

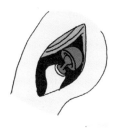

7. 인공골두를 다시 체내에
넣는다.

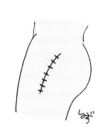

8. 수술 끝!

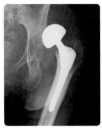 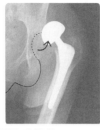

인공골두가 탈구된 상태

삼각베개의 효용

인공골두의 수술 후 환자가 다리에 삼각베개를 끼고 있는 모습을 많이 볼 수 있다. 탈구를 예방하기 위해서 수술 후 환자는 자세에 제한을 받는다. 삼각베개는 환자의 자세를 제한하기 위해 사용된다.

(남)신입: 교수님. 인공골두수술한 환자가 허벅지 사이에 베개를 끼는 것 같은데요.

(여)신입: 맞아요. 왜 저런 베개를 끼고 있어야 되나요?

교　수: 탈구를 예방하기 위해서지.

(여)신입: 수술을 했는데 또 탈구가 될 수 있는거에요?

교　수: 수술하면서 한번 완전히 탈구를 시켰기 때문에 쉽게 일어날 수 있지. 또한 관절포와 근육도 여기저기 건드렸기 때문에 한동안은 탈구가 일어나기 쉽단다.

■ 삼각베개를 사용하는 이유

· 삼각베개는 탈구를 예방하기 위해 사용된다.
· 굴곡, 내선, 내전의 움직임은 골두가 탈구되기 쉽다. 환자가 휠체어를 타고 내리거나 체위변경 할 때 조심해야 한다.
· 그 반대인 신전, 외선, 외전은 탈구되기 어려운 자세라고 볼 수 있다.

탈구가 일어나기 쉬운 자세

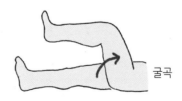

굴곡

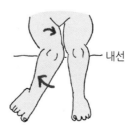

내선

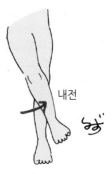

내전

- 탈구예방을 위해 삼각베개를 다리 사이에 놓는다(약 3주간).
- 아빠다리는 외전과 외선의 움직임이기 때문에 허용되는 체위이다.

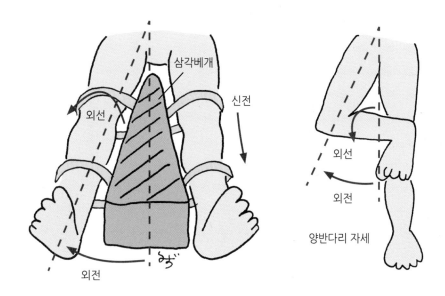

(여)신입: 수술 후에 주의해야 하는 것은 어떤 것이 있나요?

교　수: 연세가 있으신 분들은 조금씩 다리에 힘을 싣는 것을 어려워 한단다.

(여)신입: 조금씩 다리에 힘을 가해도 된다고 설명을 들어도 헷갈릴 것 같아요.

(남)신입: 그러면 언제부터 걸어도 되는 건가요?

교　수: 비틀림이 없는 골절이라면 수술 후 1주일이면 걸어도 된다고 설명하지. 그러나 골절의 상태나 수술의 경과는 환자마다 다르기 때문에 주치의의 지시에 따라야 한단다.

할아버지, 할머니의 골절

(여)신입: 교수님. 예전에도 대퇴골경부골절은 있었나요?

교 수: 당연하지.

(남)신입: 그런데요. 옛날 얘기들에서 할아버지 할머니들은 산도 타고 시냇물에 빨래도 하고 아주 건강하게 사신 것 같은데...

교 수: 과연 그럴까? 지금보다 더 건강을 못 챙겼을 텐데.

(남)신입: 음... 영양도 나쁘고 특히 칼슘 부족이 심했을 수 있겠네요.

교 수: 옛날 영화에서는 빈곤한 마을에서 못 걷게 된 노인들을 산에 데리고 가서 그대로 버리고 오는 그런 장면도 있었단다.

(남)신입: 그러면... 대퇴골경부골절은 이제 두 다리로 걷는 것을 포기하라는 신의 계시인 듯하네요.

(남)신입: 현대인들의 평균수명이 길어진 것도 할머니 할아버지들의 골절이 다 치료되기 때문일 수 있겠군요.

(여)신입: 나는 오래 사는 것도 중요하지만 그래도 건강하게 사는 것이 더 좋은 것 같아요.

(남)신입: 그건 그래. 요즘은 의학이 많이 발전해서 무리하게 연명하기도 하니까.

(여)**신입:** 옛날에는 50년 인생이라고 불렸는데...

교 수: 그건 그렇고. 대퇴골경부골절환자의 5년 생존율이 50% 이하인 것은 알고 있니?

(여, 남)**신입:** 네?!?!

(남)**신입:** 50% 이하면... 암환자들과 비슷하잖아요.

(여)**신입:** 이럴수가...

교 수: 수술이 성공하였다 하더라도 bed ridden이 되는 경우도 있고 몸이 약해지면서 반대쪽이 또 골절되기도 하고...

(여)**신입:** 전 지금부터 다이어트 시작하고 칼슘섭취에 힘을 쏟겠어요. 나의 노후는 건강해야 하니까요.

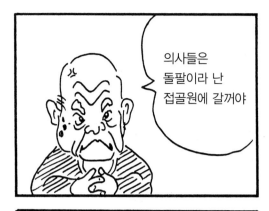

의사들은 돌팔이라 난 접골원에 갈꺼야

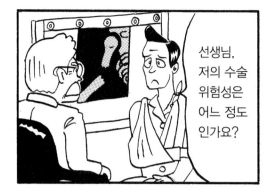

선생님, 저의 수술 위험성은 어느 정도 인가요?

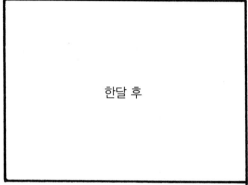

한달 후

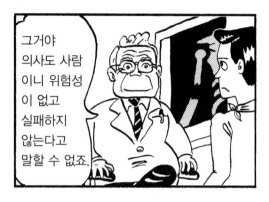

그거야 의사도 사람 이니 위험성이 없고 실패하지 않는다고 말할 수 없죠.

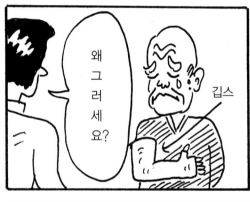

왜 그러세요?

깁스

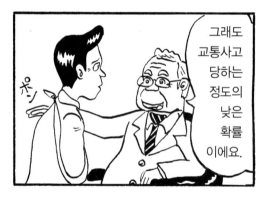

그래도 교통사고 당하는 정도의 낮은 확률 이에요.

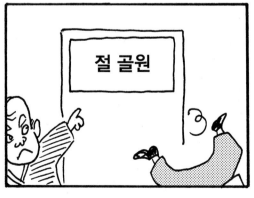

절 골원

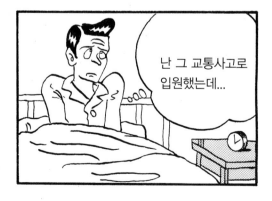

난 그 교통사고로 입원했는데...

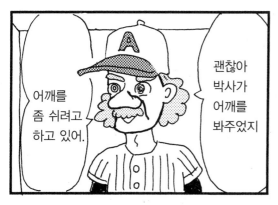

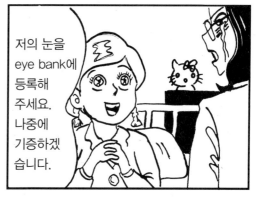

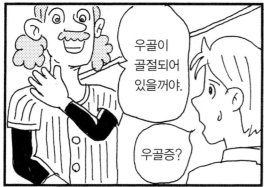

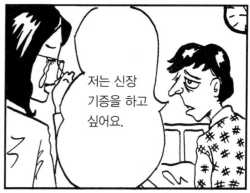

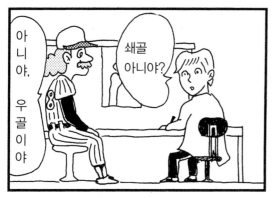

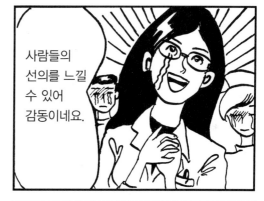

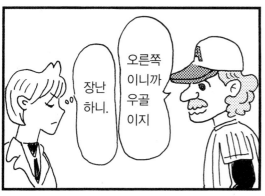

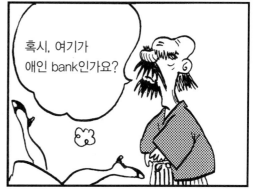

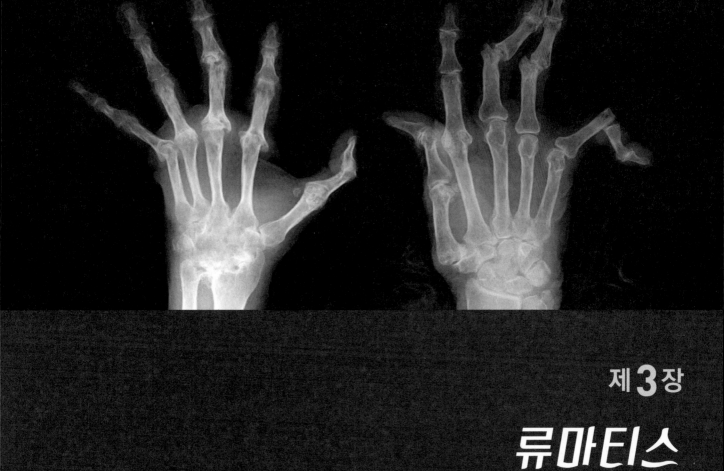

제 3 장

류마티스

류마티스라고하면 온천의 효능에 많이 적혀있는 것을 많이들 보았을 것이다. 그러나 류마티스는 온천에 들어간다고 해결되는 쉬운 병이 아니다. 관절을 파괴하고 통증 및 변형, 기능장애를 일으키는 성가신 병이다. 정형외과에 오는 환자의 대부분은 관절수술을 시행하는 것이 목적이지만 전신상태를 관찰하는 것 또한 중요하다.

01

흔히 듣는 류마티스란 무엇일까?

관절 류마티스를 한 마디로 표현하면 전신의 관절이 염증반응을 일으켜서 붓고 아프며, 점점 변형되는 질병이다. 류마티스는 활막을 침범한다. 활막은 관절에 있다. 그래서 류마티스에 걸리게 되면 관절이 아프다. 여성에게 많으며 중년이후에 발병되는 경우가 많다.

(여)신입: 세계에서 류마티스로 괴로워하는 환자들이 많은데 아직 원인불명 이라니...

(남)신입: 불치병이라고도 불리죠.

교　수: 그래도 점점 새로운 치료법이 확립되면서 치료되는 병으로 알려지 게 되었지.

(여)신입: 하루 빨리 좋은 치료법이 발명되었으면 해요.

류마티스의 원인은?

- 원인은 모른다.
- 그러나 면역이상과 관련있다고 여겨진다.
- 면역 세포는 외부에서 침입한 적이나 이물질과 싸운다. 그러나 무슨 이유인지 자신의 활막을 공격한다. 류마티스는 자가면역질환의 일종이다.
  - 자신의 몸에 반응하는 항체(류마티스 인자)가 생기면 면역반응이 일어난다.
  - 백혈구에서 만들어지는 물질(cytokine)이 염증을 향상시켜 통증을 유발한다.

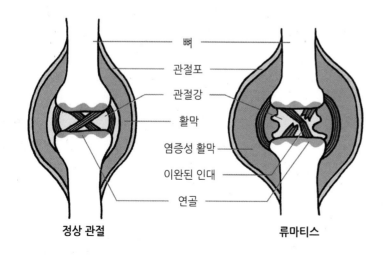

뼈
관절포
관절강
활막
염증성 활막
이완된 인대
연골

정상 관절　　　　**류마티스**

류마티스 걸리기 쉬운 곳 – 활막

- 류마티스는 관절에 있는 활막의 염증이다(활막염).
- 활막은 관절의 주머니를 안쪽에서부터 지탱하고 있는 얇은 막을 말한다.
- 무릎의 물이라고 불리는 관절액도 활막에서 분비되고 있다.
- 류마티스가 진행되면 활막은 증식한다(두꺼워진다). 그리고 염증이 심화되면 활막은 뼈와 연골까지 침식하게 된다.
- X-ray검사에서 뼈가 비정상적으로 보인다.
- 최종적으로 연골이 없어지며 뼈와 뼈가 붙게된다. 이러한 증상을 강직이라고 한다.

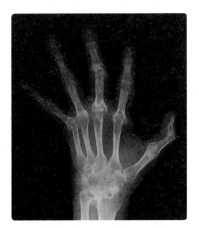

손가락 뼈에 미란(부서진)이 있어 수근골이 붙어있다.

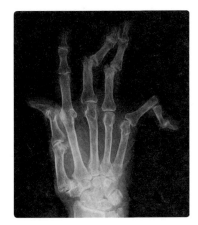

류마티스가 진행되면 탈구, 변형이 온다.

류마티스의 증상과 진단

- 미국 류마티스 협회의 진단기준(1987년)을 사용하고 있다. 그러나 초기의 류마티스 진단은 어렵다. 왜냐하면 증상이 나타나지 않는다는 단점이 있기 때문이다. 류마티스는 초기에 치료를 시작하는 것이 중요하다.
- 그래서 미국과 유럽의 류마티스 학회로 인해 새로운 진단기준이 발표되었다(2009년).

■ 기존의 미국 류마티스 협회의 진단기준(1987년)

- 아래의 7개의 항목에서 4가지 해당되는 경우 관절 류마티스로 진단한다.
  - 아침에 관절이 뻣뻣하다.
  - 3곳 이상의 관절이 붓는다.
  - 손의 관절의 1곳 이상이 붓는다.
  - 좌우 비대칭의 관절이 있다.
  - 손, 손가락의 미란, 위축, 파괴가 있다.
  - 류마티스 인자가 양성이다.
  - 류마토이드 결절이 생긴다.

■ 새로운 미국(ACR)과 영국(EULAR)류마티스 학회의 진단기준(2009년)

- A~D의 각 점수를 합산하여 6점 이상인 경우 관절류마티스로 진단한다.

A. 이환관절		
대관절 1곳	0	대관절: 어깨, 팔꿈치, 고관절, 무릎, 다리
대관절 2~10곳	1	
소관절 1~3곳	2	소관절: PIP, MCP, 2-5 MTP, wrist
소관절 4~10곳	3	
11곳 이상(1곳 이상의 소관절 포함)	5	턱, 쇄골, 견쇄관절을 포함한다
B. 혈청학적 검사		
RF(−) 및 CCP항체(−)	0	
둘 중 하나라도 양성(낮은 수치)	2	
둘 중 하나라도 양성(높은 수치)	3	정상수치의 3배를 넘는다
C. 급성기 반응물질		
CRP정상 및 ESR정상	0	
CRP 또는 ESR 둘 중 하나 이상수치	1	
D. 병의 지속시간		
6주 미만	0	
6주 이상	1	

- 그 이외에 전신증상으로 미열, 빈혈, 폐질환, 심질환, 신질환, 눈 질환 등이 있을 수 있다.

특징적인 류마티스의 손

(남)신입: 류마티스라고 하면 왠지 손의 병이라고 생각이 되요.

(여)신입: 아침에 특히 증상이 심해지는 것도 그렇지만 변형이 오는 것도 특징이죠.

교　수: 그렇지. 손은 환자에게 있어서 처음 증상으로 나타나는 경우가 많지.

(여)신입: 식사, 세안, 옷 갈아입기 등 일상생활에서 손이 많이 사용되기 때문이죠.

■ 왜 손이 변형되는지 관절변형의 구조

• 관절이 파괴되면 인대나 관절의 관절포가 흐물거려 건의 주행이 흐트러진다(탈선한다). 그래서 관절은 변형되어 탈구된다.

■ 류마티스의 특징적인 손 변형 종류

• swan neck 변형

　제1관절(DIP)의 굴곡, 제2관절(PIP)의 신전

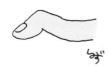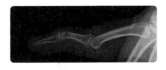

• button hole 변형

　제1관절(DIP)의 신전, 제2관절(PIP)의 굴곡

　제2관절(PIP)의 신근건이 끊긴다.

　옷의 단추 구멍에서 단추가 나오는 것과 비슷하다.

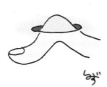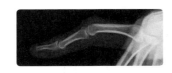

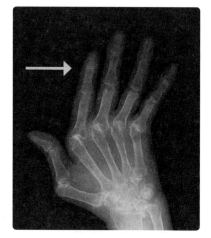

척측 변위

- 척측변위

  검지손가락~새끼손가락이 새끼손가락 쪽으로 휜다. 제3관절(MP)에서 활막염이 일어난다. 활막염이 지속되면 관절이 손바닥 쪽으로 탈구된다.

- 요골과 척골 사이의 관절(DRJJ)에서 일어나는 변형과 탈구

  척골두를 자르는 수술이 많이 이루어졌으나 수술 후 변형이 일어나 척골두를 자르고 요골에 붙이는 수술이 많이 시행되고 있다.

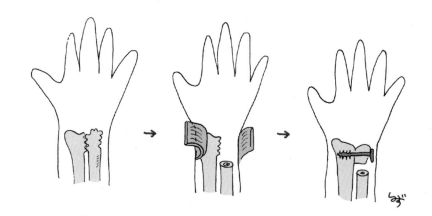

- 신근건단열

  변형된 뼈와의 마찰에 의해서 건이 끊어져 갑자기 손과 손가락이 펴지지 않을 때가 있다. 그 상태에서 건을 연결하는 것은 어려워 건의 이행술(옆의 건과 연결한다), 건의 이식술(다른 부위 건을 가지고 온다)이 이루어진다.

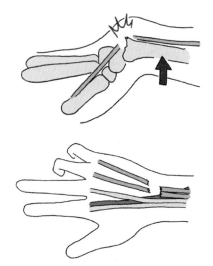

1. 탈구하여 신근건이 끊김

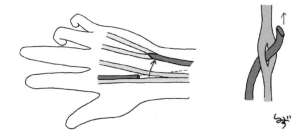

2. 옆의 건을 움직여서 잇는다(왼쪽그림)
   건을 통과시켜 잇는다(왼쪽그림)

류마티스의 치료

03

(여)신입: 류마티스 치료의 기본은 어떤 것이 있나요?

교　수: 약물치료가 우선적이지. NSAIDs나 steroid를 사용하는 경우가 많았지만 류마티스의 관절파괴가 조기에 일어날 수 있는 위험성을 알게 되었지. 그 후 강력한 항류마티스약(DMARDs)나 cytokine 을 투약하게 되었지. 수술은 약에 대해 반응이 없거나 변형이 진행되었을 때 시행된단다.

(남)신입: 수술에는 어떤 것이 있나요?

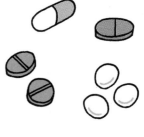

류마티스 수술의 여러가지

■ 활막 절제(병변을 절제)

• 증식한 활막을 절제하는 수술. 류마티스가 활동할 수 있는 곳을 없애버리는 방법이다.

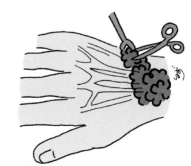

■ 인공관절 치환술

• 팔꿈치, 무릎, 어깨, 고관절, 손가락 등 기능을 못하는 관절을 금속으로 바꾸는 방법이다.

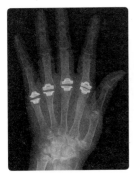
인공 손

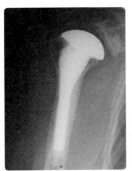
인공 어깨

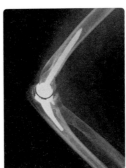
인공 팔꿈치

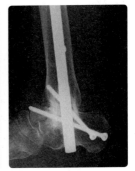
발(발목)관절의 고정술

■ 관절 고정

• 관절을 고정하여 움직이지 못하게 하면 통증도 사라진다.
움직이지 않아도 되는 관절(다리)같은 경우 관절고정이 이루어진다.

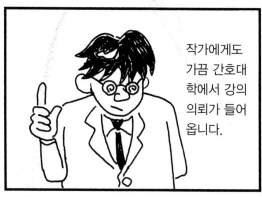

작가에게도 가끔 간호대학에서 강의 의뢰가 들어옵니다.

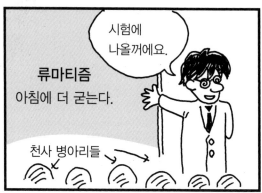

시험에 나올꺼에요.

류마티즘
아침에 더 굳는다.

천사 병아리들

그러나 답안지에는
기발한 답들이
적혀있습니다.

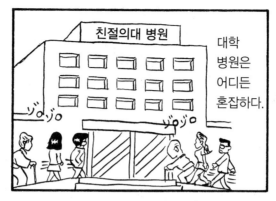

친절의대 병원

대학 병원은 어디든 혼잡하다.

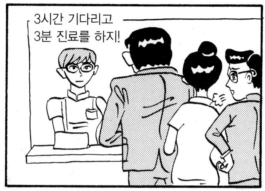

3시간 기다리고 3분 진료를 하지!

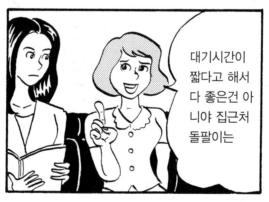

대기시간이 짧다고 해서 다 좋은건 아니야 집근처 돌팔이는

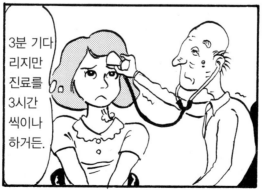

3분 기다리지만 진료를 3시간 씩이나 하거든.

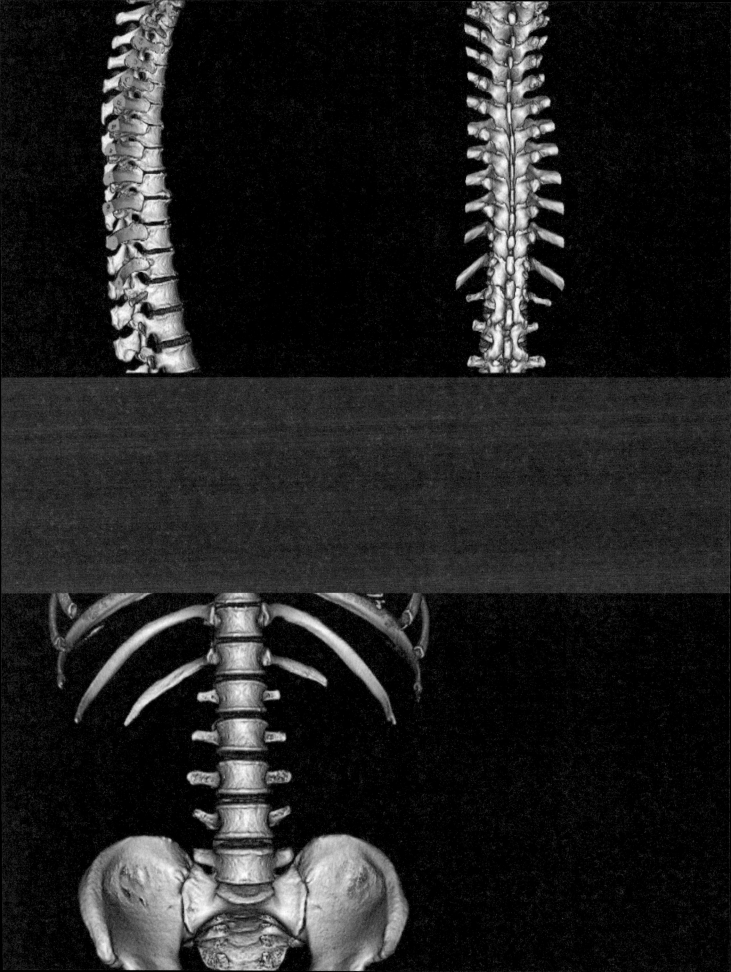

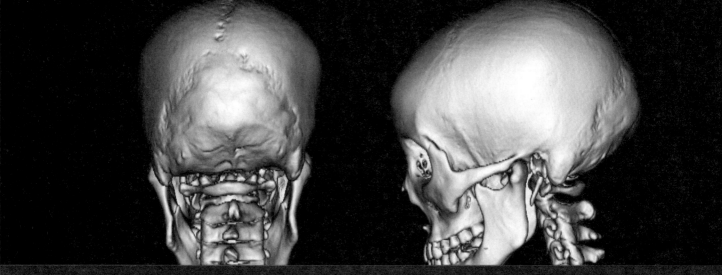

등에 있는 뼈를 척추라고 한다. 척추가 모여서 척주가 된다. 옆에서 보면 척주는 완만한 커브를 그리고 있는 것을 알 수 있다. 사람은 이러한 커브의 역할로 머리와 체간의 무게를 지탱할 수 있다. 그리고 척주로 인해 보호받고 있는 척수는 신경이다.

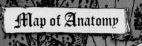

척추의 해부

정형외과의 **3**
map

(남)신입: 또 해부에요?

(여)신입: 왠지 이번 해부는 복잡할 것 같아.

(남)신입: 척추 수업 시작하면서 수업 안 나오기 시작한 친구들도 많았었지.

교　수: 척추는 조금 까다롭기는 하지만 해부가 아주 중요하단다.

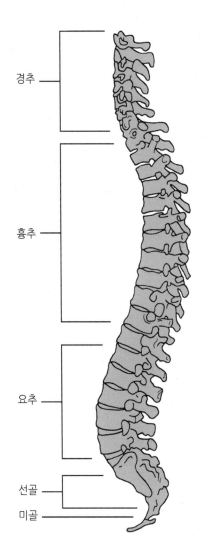

경추

흉추

요추

선골

미골

■ S자 곡선을 그리는 척추

• 사람의 등뼈는 경추,흉추, 요추,둔부로 나누어지며 서로 다른 곡선을 이루고 있다.

• 경추는 전만, 흉추는 후만, 요추는 전만, 둔부(천골-미골)는 후만이다.

• 옆으로 휘는 것을 측만증이라고 한다.

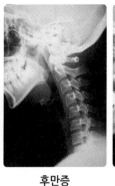

| 정상 (전만) | 후만증 | S자 | 직선 (이것도 비정상) |

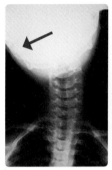

| 측만증 | 목이 길다 | 목이 짧다 |

† MEMO 목의 여러 가지 모양

Curve의 정도는 사람마다 다르다. 목뼈만 하여도 천차만별이다. 현대인도 운동 시간은 적고 컴퓨터 앞에 오래 앉아 있기 때문에 하늘을 쳐다보는 일이 거의 없다. 이런 것도 원인 중 하나일 수 있다.

■ 의외로 까다로운 척추의 뼈

- 경추는 7, 흉추는 12, 요추는 5개의 뼈로 구성되어 있다.
- 경추는 C(cervical), 흉추는 T(thoracic), 요추는 L(lumbar)로 표기하며, 그 밑은 S(sacral)로 표기한다.
- 예를 들어, 제5경추의 경우 C5, 제10흉추의 경우 T10, 제4요추의 경우 L4 이렇게 표시한다.
- 가장 위에 위치하고 있는 제1경추는 반지 같은 원모양을 하고 있으며, 제2경추 돌기에 꽂혀있다.

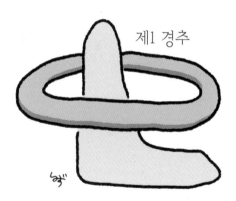

제1 경추

(여)신입: 시작부터 어렵네요.

(남)신입: 그래도 목의 척추 손상을 경추 손상 이라고 하는 이유를 알 것 같아요.

교 수: 조금씩 배워가자.

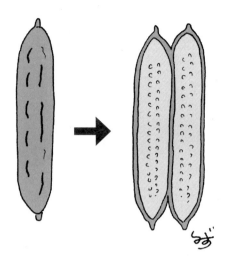

세로로 보는 해부-
척추의 뒤에는 척수가 있다

- 보기 쉽게 척추를 세로와 가로로 나누어서 공부해보자.
- 먼저 척추를 세로로 잘라보자. 오이를 세로로 잘랐을 때 모습을 상상하면 된다. 이 단면을 시상면(sagittal)이라고 한다.

■ 척추는 뼈, 척수는 신경

- 복잡하지만 척추와 척수는 다르다. 척추는 뼈, 척수는 신경이다.
- 척추의 뒤에 척수가 지나간다고 생각하면 된다.
- 척수는 건조한 것에 약하다. 그러므로 마르지 않도록 뇌척수액 안을 헤엄치고 있다고 생각하면 된다.

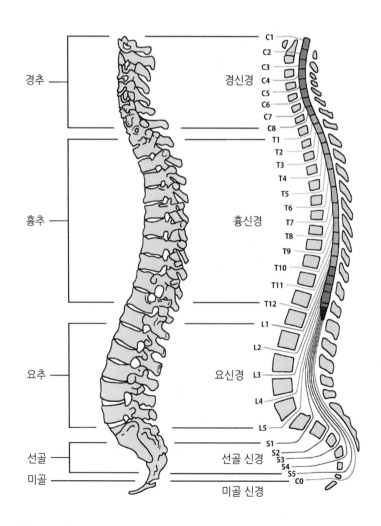

■ 마미신경

- 척수는 뇌에서부터 시작하여 제1 요추 부근에서 끝난다.
- 그 밑은 아주 가는 신경이 묶음형태로 묶여서 뻗고 있다.
- 말의 꼬리와 비슷한 모양을 하고 있어 마미신경이라고한다.
- 척수는 중추신경이며, 마미신경은 말초신경이다.

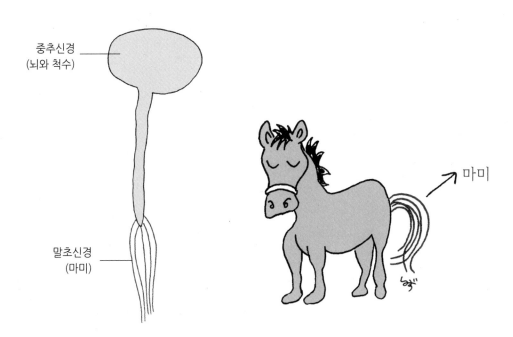

중추신경
(뇌와 척수)

말초신경
(마미)

마미

(남)신입: 마미신경은 말초신경이니까 중추신경에 비해 안전하네요.

교　수: 그렇지. 마취를 할 때도 허리부위에는 하지만 그것보다 위쪽으로
는 바늘을 찌르지 않지.

(여)신입: 만약 중추신경이 손상되면 어떻게 되나요?

교　수: 뇌와 척수는 아주 약한 신경이지. 완전히 손상을 입게 되면, 회복
되지 않는단다. 뇌경색이나 척수손상이라고 생각하면 된다네.

(남)신입: 목에 바늘을 찌르는 행위는…

(여)신입: 살인 행위지.

(남)신입: 컴퓨터도 키보드 고장이면 고칠 수 있지만 본체 고장이면 어쩔 도
리가 없는 것과 같네요.

교　수: 그렇지. 그리고 말초신경의 경우 끊어져도 다시 회복될 가능성이
있단다. 만약 손가락을 잘랐다 하더라도 신경이 다시 자라나는 가
능성도 있다는 거지. 물론 손상 정도가 심하면 말초신경이라 하더
라도 재생되지 않을 경우도 있단다.

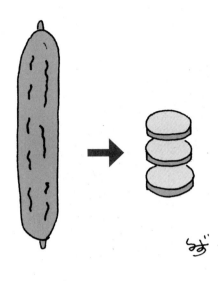

가로로 보는 해부 도넛의 안에는?

- 다음은 척추를 가로로 잘라보았다. 잘랐을 때 나타나는 횡단면을 axial 이라고 한다.

■ 세로로 나열해보면

- 먼저 머리부터 꼬리까지의 도넛모양이 척추를 나열해보자.
- 놀이기구 같은 뼈의 터널 모양이 될 것이다. 이 터널이 척주관이다.
- 여기저기 휘어지는 척주관 안을 척수와 마미신경이 지나가고 있다.

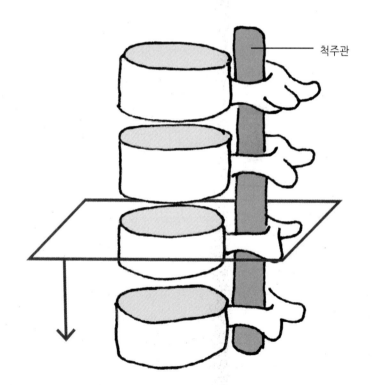

척주관

■ 하나만 꺼내보면

- 뼈의 도넛이 척수를 보호하듯이 감싸고 있다.
- 후면의 지붕 역할을 하는 것이 추궁, 옆의 기둥 역할을 하는 것이 추궁근(pedicle)이다.

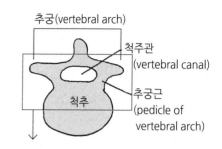

추궁(vertebral arch)

척주관
(vertebral canal)

추궁근
(pedicle of
vertebral arch)

척추

■ 확대해서 보면

- 척주관의 안에 척수가 보인다.
- 척수는 얇은 막으로 뒤덮여있다. 경막, 거미막(arachnoid)이라고 한다. 사실 하나 더 얇은 연막이 있으나 여기서는 생략하기로 한다.
- 경막과 거미막은 거의 틈이 없지만 거미막 내측은 넓으며 척수액이 흐른다. 거미막하강(subarachnoid)이라고 한다. 요추마취 등이 이루어지는 곳이다.

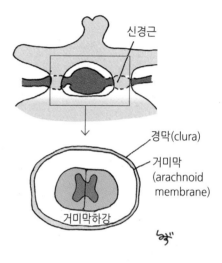

신경근

경막(clura)

거미막
(arachnoid
membrane)

거미막하강

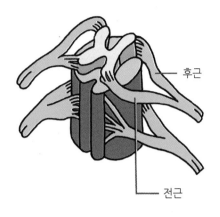

후근

전근

척수는 가지를 친다

■ 신경근(root)

- 척수는 가지를 친다. 이 가지들을 신경근이라고 한다.
- 신경근은 각 도넛에서부터 좌우(전근과 후근이 합쳐져서)로 1개씩 뻗는다. 신경근의 출구부위를 추간공이라고 한다.
- 신경근은 말초신경으로 이어지며 전신신경의 net work역할을 한다.

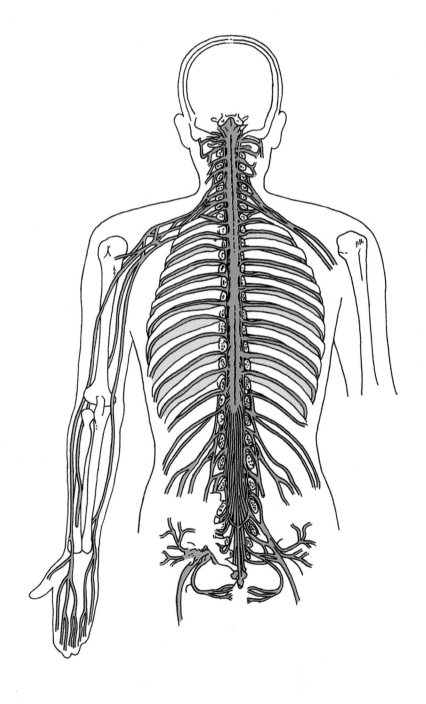

신경은 강(江)이다??

신경은 몸의 구석구석을 순환하는 강과 같다. 중추에 있는 뇌가 시작점이며 말초로 가지를 치면서 흐른다고 생각하면 이해하기 쉽다.

정형외과의 **4**
map

교　　수: 여기서는 신경에 대해 정리를 해보자.

(남)신입: 잠깐 본 것 만으로도 신경의 지도는 복잡해 보입니다.

(여)신입: 강이라고 했지만 나는 지하철 노선도가 더 맞는 것 같아.

교　　수: 규모가 지하철과 비교가 안되지. 신경을 전부 이으면 지구를 두 바퀴 도는 것보다 더 길다고 하더군.

(여, 남)신입: 진짜요!!!!

교　　수: 신경의 중추는 뇌란다. 쉽게 말하면 작전본부지. 거기서 명령을 내리면 몸 구석구석에 전달이 되지. 뇌에서 척수로 전달이 되며 몸의 중심을 쭉 따라 내려가면서 좌우에 위치하는 각각의 신경근에 전달이 되면서 말초로 갈수록 가늘어진단다.

(남)신입: 강으로 신경을 비교하면 중추신경을 아마존강과 같은 큰 강이군요.

(여)신입: 그리고 말초신경은 시냇가와 같은거네.

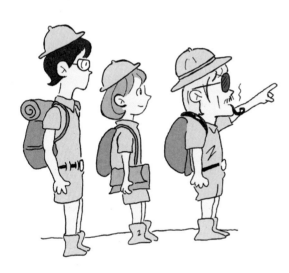

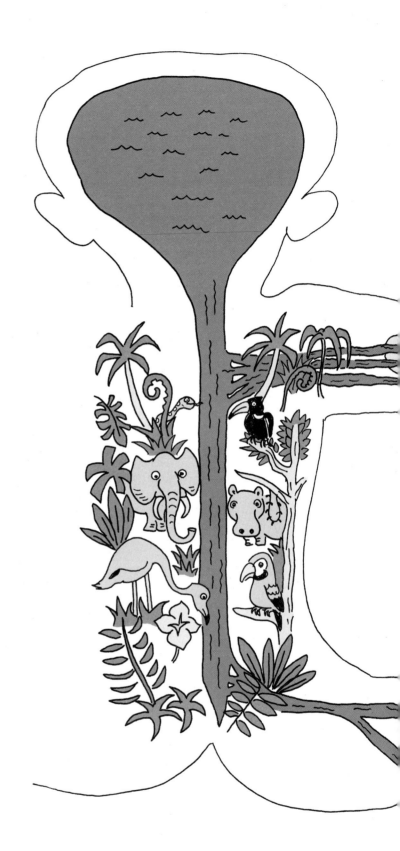

교　수: 신경의 강은 정글을 통과하면서 상지로 향하게 되지. 거기서 정중
　　　신경, 요골신경, 척골신경의 3가지로 나누어지며 말초까지 흐르게
　　　된단다.

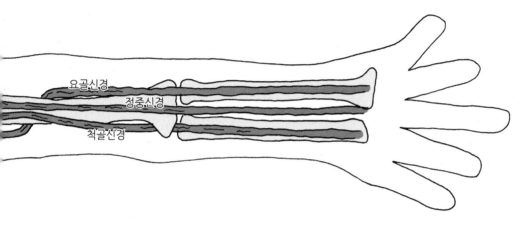

교　수: 하지는 골반을 통하여 말초로 향한다. 대퇴신경, 좌골신경, 경골
　　　신경, 비골신경…
(남)신입: 신경에는 근처에 있는 뼈 이름을 토대로 이름이 붙여져 있군요.
(여)신입: 동네 이름도 근처에 있는 강의 이름을 따서 붙이는 경우가 많지.
　　　그것과 똑같구나.

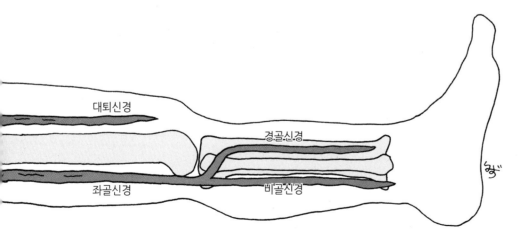

교　수: 신경은 여기저기 다니기 때문에 곳곳에 문제도 많이 일어난단다. 길이 좁은 곳도 있고 신경이 터널에 걸리기도 하고.

(남)신입: 어떻게 이렇게 많은 것을 다 외우나요?

교　수: 그래도 몇 가지 주요 포인트는 꼭 외워야만 한단다.

(여, 남)신입: 이럴수가...

교　수: 신경이 눌려서 마비나 근력저하를 일으키는 병이 몇 가지 있지. 이를 교액성 신경장애라고 한단다.

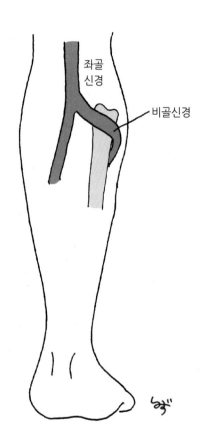

비골신경 마비를 만들지 말자
비골신경은 비골 윗부분에서 가지를 친다. 피부의 바로 아래를 지나기 때문에 밖에서의 자극에 민감하다. 깁스나 장시간의 압박으로 비골신경이 마비되면 다리가 위로 올라가지 않게 되니 주의 해야 한다.

(남)신입: 어디든 정형외과에는 환자들이 많은 것 같아요.

교　　수: 본업인 수술 뿐 아니라 검사, 병동, 당직, 외래... burn out되는
　　　　　의사들이 적지 않지.

(여)신입: 간호사도 힘들겠네요.

(남)신입: 우리는 3교대 근무니까. 상근직이 부럽다.

교　　수: 일하면서 바쁘고 지치는 와중에 그래도 위안받는 순간도 있단다.

(남)신입: 저는 환자나 환자가족들한테 고맙다는 인사를 받았을 때요!

(여)신입: 나는 병원에 꽃이 피어있을 때! 보는 순간 힐링 되는 것 같아.

교　　수: 나는 영상에서 이런 것들 봤을 때지.

(여, 남)신입: 너무 귀여워요!!

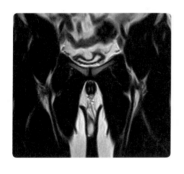
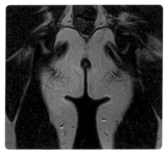
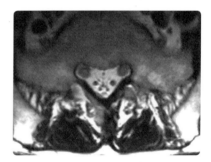

영상에 판다와 개가 보입니다.
다같이 찾아봅시다.

01

피부분절(dermatome)

척수에서부터 연장되어 분기점을 지나면서 신경의 가지는 피부 표면까지 도달한다. 즉, 피부의 감각은 척수의 어딘가에서 지배되고 있다는 뜻이다. 그 지배영역을 인체의 표면에 표현한 것이 dermatome이다.

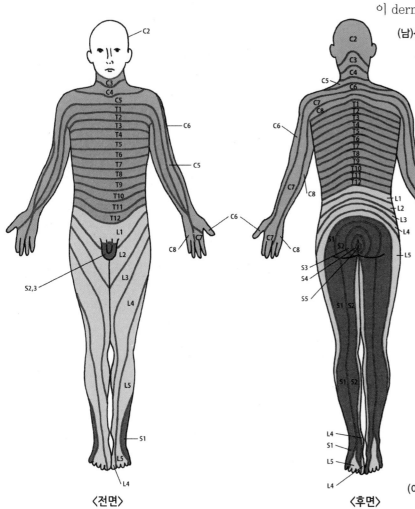

교　수: 어느 가지가 어느 부분을 지배하는지 나타낸 그림이 dermatome이란다.

(남)신입: 교과서에서 많이 본 것 같아요.

(여)신입: 징그럽게 생겼네요. 이 그림을 보고 정형외과가 싫어졌어요. 저는…

(남)신입: 이 그림이 도움이 되나요?

교　수: dermatome은 피와 땀을 흘리면서 얻은 노력의 결실이지. 옛날 옛적에 MRI나 CT가 없는 시대에 의사들은 dermatome을 이용해서 진료하고 치료했단다.

(남)신입: dermatome은 어떻게 보는 건가요?

교　수: 정강이의 외측에 통증이 있는 환자인 경우 허리(L)가 안 좋구나! 라고 판단하기도 하고, 새끼손가락이 저린 환자인 경우 목(C)이 안 좋구나 라고 여겼지. L4-5 헤르니아인 경우 하퇴외측, L5-S1의 헤르니아면 둔부에 저린감을 느끼겠구나! 라고 판단했단다.

(여)신입: 복잡하네요.

〈전면〉　　　　　〈후면〉

교 수: 요점을 잘 외우는 것이 중요하단다.

      C6: 엄지 손가락

      C7: 중지 손가락

      C8: 새끼 손가락

      T4: 유방

      T6: 검상돌기

      T10: 배꼽

      L1: 서혜부

      L4 하퇴내측

      L5: 하퇴외측

      S: 둔부

      뭐 이 정도만 알면 될 것 같구나.

(여, 남)신입: 못 외우겠습니다.

교 수: 자신만의 방법으로 잘 외우도록.

† **MEMO 피와 땀의 결실인 dermatome**

Dermatome은 어떻게 만들어졌을까? 신경을 하나하나 꼬집어서 어디가 아픈지 환자에게 물어볼 수 도 없는 노릇이다. dermatome은 수술 중 신경을 손상시켜버렸을 때의 후유증을 토대로 만들어진 것이다. 선인들의 피와 땀의 결실이라 하여도 과언이 아니다.

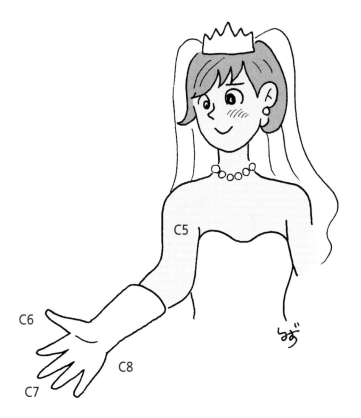

02

추간판 헤르니아

허리 통증으로 힘들어하는 사람들은 세계적으로 많다. 그 중 추간판 헤르니아(henia of intervertebral discs)가 대표적이다. 척추 사이 사이의 쿠션이 신경을 자극하는 병이다. 실제로 쿠션이 벗어난 부위가 아닌 둔부나 다리에 심각한 통증, 마비 증상으로 나타난다. 이는 신경을 타고 내려가기 때문이라 생각된다. 심한 환자들은 칼로 도려내는 듯한 통증을 호소하기도 한다.

교　　수: 먼저 요통의 대표적인 추간판 헤르니아를 배우도록 하자.

(여)신입: 이것 때문에 수술한 친구도 있어요.

교　　수: 간호사들도 그렇지만 무거운 것을 드는 직업에 종사하는 사람들에게 많이 나타나기도 하지.

(여)신입: 그래도 헤르니아라는 단어는 뭔가 정형외과에서는 생소한 것 같아요.

(남)신입: 외과에서 탈장을 헤르니아라고 하죠.

(여)신입: 좌골신경통이라고는 많이 듣지만.

교　　수: 여기서는 추간판 헤르니아에 대해서 공부해보도록 하자.

헤르니아란?

■ 추간판이란 척추와 척추 사이의 판이다.

• 추체(centrum, 척추 뼈를 이렇게 말한다)의 사이에는 추간판이 있다.

• 뼈와 뼈의 틈을 메워주는 쿠션의 역할을 한다. 이는 연골로 이루어지며 판(板, disc)이라고 하기보다는 방석을 상상하는 것이 더 맞다.

■ 헤르니아란 혹이다

• 예를 들어, 서혜부 헤르니아(탈장)은 장이 혹 처럼 튀어나온 것이며, 뇌 헤르니아는 아기들의 뇌가 튀어나온 것을 얘기한다. 마찬가지로 추간판 헤르니아는 추간판이 혹처럼 튀어나온 것을 말한다.

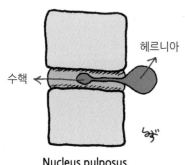

헤르니아

수핵

Nucleus pulposus

■ 헤르니아의 증상

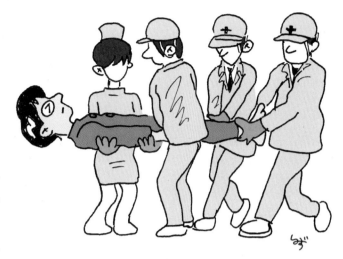

- 헤르니아가 많이 발생하는 직업은 서서 일하는 직업, 무거운 것을 드는 직업들이다. 예를 들어, 미용사, 택배기사, 구급대원들에게 많다. 물론 간호사도 많다.
- 연령이 증가하거나 피로도가 쌓이면서 추간판은 점점 변형되며 탄력을 잃는다. 추간판의 변형은 20대부터 시작한다고 한다.
- 점점 체중을 지탱하지 못하게 되면, 샌드위치를 눌렀을 때 안에 내용물이 튀어나오듯 추간판이 후방으로 파열된다. 이것이 추간판 헤르니아이다.
- 튀어나오는 것은 추간판의 중심(핵)인 젤리같이 생긴 부분이다. 이것을 수핵이라고 한다. 그래서 헤르니아의 수술을 수핵 적출술이라고 하기도 한다.

■ 헤르니아의 호발 부위

- 헤르니아는 경추, 흉추, 요추 어디에서도 나타날 수 있다.
- 그러나 호발부위가 존재한다.
  요추 헤르니아는 L4-5가 많다.
  경추 헤르니아는 C5-6가 많다.
  흉추 헤르니아는 거의 없다. 흉추에는 늑골이 있어서 목과 허리와 같이
  많은 움직임이 없기 때문이다.

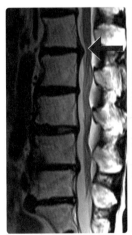
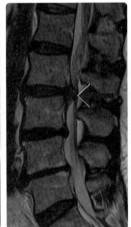
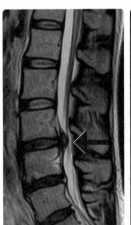
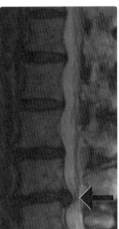
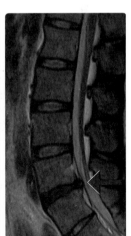

| 요추 L1-2 | L2-3 | L3-4 | L4-5 | L5-S1 |

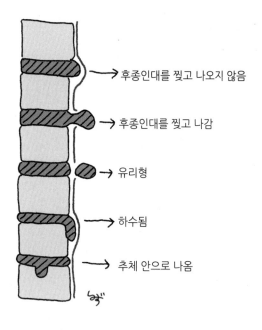

→ 후종인대를 찢고 나오지 않음

→ 후종인대를 찢고 나감

→ 유리형

→ 하수됨

→ 추체 안으로 나옴

■ 혹의 여러가지

- 헤르니아 혹의 모양은 다양하며 여러 종류가 있다.
- 추간판과 연결된 것, 끊어진 것(유리형), 후방에 위치하는 막(후종인대)을 찢고 나간 것과 그렇지 아니한 것 등이다.
- 옆의 그림을 참고해보자.

† MEMO 추골 안쪽으로 튀어나온 헤르니아

헤르니아 중에서는 혹이 신경 쪽으로 튀어나가지 않고 뼈 위아래로 생기는 경우가 있다. 이런 경우 통증은 없다.

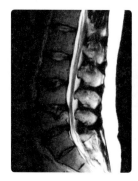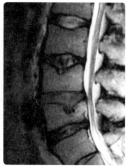

헤르니아는 왜 아플까?

■ 통증의 원인은 신경근

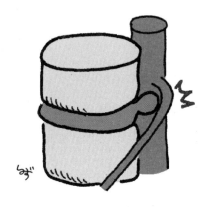

- 헤르니아는 신경근을 누르기 때문에 아픈 것이다.
- 신경근은 좌우에 하나씩 있다. 그러므로 헤르니아는 좌우 중 한쪽이 아픈 것이 일반적이다.
- 정확히 중앙으로 튀어나온 정중 헤르니아는 크기가 커도 통증을 느끼지 않은 경우도 있다.
- 신경근은 root라고도 한다. 이것은 여담이지만 root block은 신경근에 바늘을 삽입하는 주사를 말한다.

■ 신경근은 각 추간에 하나씩 있다.

- 헤르니아의 위치에 따라서 눌리는 신경근은 다르다.
  예를 들어 허리의 경우
  L3-4 헤르니아인 경우 L4 신경근을 누른다.
  L4-5 헤르니아인 경우 L5 신경근을 누른다.
  L5-S1 헤르니아인 경우 S1 신경근을 누른다.

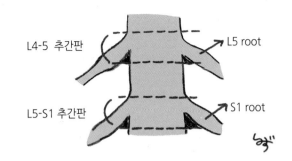

좌골신경통이란 병은 없습니다

(여)신입: 좌골신경통이라고 많이 듣는데 이것도 병인가요?

교 수: 아니. 좌골신경통이라는 병은 없단다. 좌골신경통은 통증의 명칭
이란다.

(남)신입: 추간판 헤르니아 중에서 좌골신경통이라는 증상이 생기는 것이군
요.

(여)신입: 헤르니아가 생긴 곳이 아닌 다른 부위에서 통증이 나타나는 것은
참 신기한 것 같아요.

교 수: 오랫동안 무릎을 꿇고 앉았을 때, 무릎뿐 아니라 다리 전체가 저
리지. 그것과 유사하다고 생각하면 쉽단다.

(여)신입: 역시... dermatome을 공부하도록 하겠습니다.

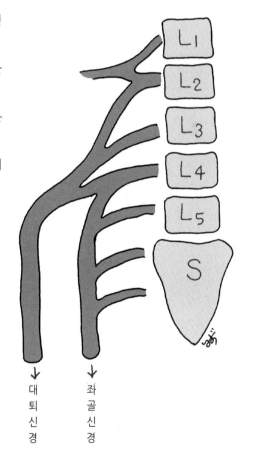

■ 좌골신경통이란

- 헤르니아의 통증은 보통 둔부에서부터 다리에서 나타난다.
  이러한 통증이 좌골신경통이다.
- 좌골신경은 가장 두꺼운 신경이다.
- 추간판 헤르니아 이외에도 척추관 협착증, 미끄럼증, 척수종
  양, 골반종양에서도 좌골신경통은 나타날 수 있다.
- 신경근은 허리를 통과하여 좌골신경과 합류한다.
- 상위 헤르니아(L2-3, L3-4)는 좌골신경이 아닌 대퇴신경과
  합류한다. 그러므로 상위 헤르니아인 경우 대퇴신경통(허벅
  지 앞쪽 통증)을 일으킨다.

■ SLR테스트

- SLR(straight leg raising) test는 좌골신경통을 유발하는 검사이다. 하지를 신전시킨 상태에서 올리면 신경근이 헤르니아에 누르게 된다. 수술을 시행하는 헤르니아 환자의 경우 다리를 조금 올렸을 뿐인데도 비명을 지를 정도의 통증을 호소한다.
  - 10대의 어린 헤르니아 환자의 경우, 통증이 아니라 하지 후면의 근긴장만을 호소하는 경우도 있다.

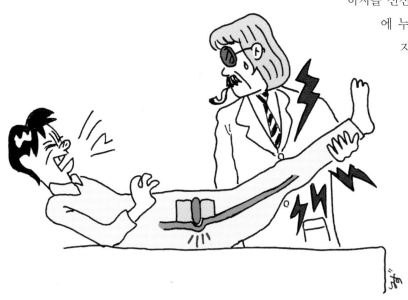

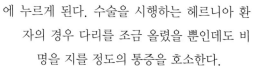

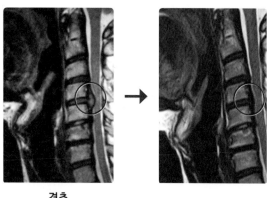
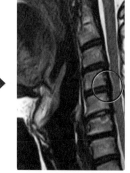

경추

■ 헤르니아는 사라질까?

- 최근 연구에서는 자연적으로 소실되는 헤르니아도 있다는 보고가 있다. 특히 찢어진 type의 헤르니아와 거대하게 튀어나온 헤르니아인 경우 자연소멸이 잘 된다고 한다.

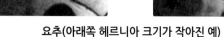

요추(아래쪽 헤르니아 크기가 작아진 예)

헤르니아와 자세

- 자세에 따라서 추간판에 실리는 힘의 변화를 실험한 논문이 있다. 똑바로 섰을 때의 압력을 100이라고 가정하고 각각의 자세를 비교한 것이다.
  - 100은 똑바로 선 상태
  - 140은 앉은 상태
  - 220은 서서 앞으로 숙인 자세에서 물건을 들었을 때
  - 25는 누운 상태
- 누운 상태가 제일 편안한 자세이다.
- 일어선 상태보다 앉아있을 때 더 많은 압력을 받는다. 다리의 근육을 사용하지 않기 때문에 편하게 느끼지만 사실은 추간판에는 더 많은 부담이 실리고 있다.
- 무거운 물건을 들면서 앞으로 숙인 자세는 최악임을 알 수 있다. 그러나 불행하게도 이 자세는 간호사들이 일하면서 자주 취하는 자세이다.

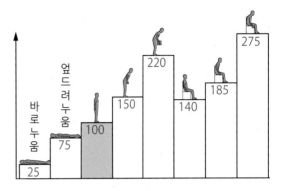

(Nachemson A: The lumbar spine, an orthopedic challenge. Spine 1: 59-71, 1976)

(여)신입: 만약 헤르니아가 생기면 어쩌죠?

교　수: 급하게 수술을 할 필요는 없단다. 자연적으로 없어질 수도 있고.

(남)신입: 그래도 걷지 못할 정도로 통증이 심한데 외래에서 신경 차단술이나 견인을 하는 건 조금 이해가 가지 않아요.

(여)신입: 비용 문제도 있고.

교　수: 수술 여부는 직업이나 체중, 연령, 경제력 등 많은 요인을 고려하여 시행하지.

(남)신입: 무거운 환자를 옮기거나 허리를 구부린 자세를 자주하는 간호사는 참 힘든 것 같아요.

(여)신입: 맞아.

교　수: 무거운 것을 드는 것도 문제지만 자기 자신의 체중관리도 중요하단다.

03

추간판 헤르니아의 수술

추간판 헤르니아의 대부분은 진통제를 복용하고 안정을 취하면 대부분 호전된다. 그러나 MRI등의 검사로 인해 헤르니아가 확인되고 증상이 호전되지 않을 경우에는 수술을 고려한다. 신경을 방해하는 헤르니아를 찾아서 제거하는 방법이다.

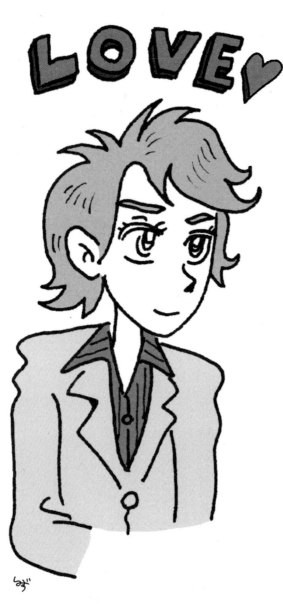

교　수: 가장 많이 하는 요추 추간판 헤르니아의 수술은 LOVE법
이란다.

(여)신입: LOVE법이라니 이름이 마음에 드네요.

교　수: 하하하. 이 수술을 발명한 의사 이름이 LOVE였지.

(여)신입: LOVE선생님이라니. 꼭 한 번 뵙고 싶네요.

교　수: 이 수술은 1940년에 처음 시행되었단다. 오래된
수술법이지만 아직까지도 많이 시행되고 있지.

(여)신입: 수술명은 단순한데 실제로는 어려울 것 같아요.

교　수: 신경에 손상이 가면 안되기 때문에 조심해야지.

■ LOVE 수술법(왼쪽인 경우)

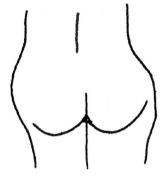

1. 환자는 엎드린 자세를 취하며 허리 중앙 부분을 절개한다.

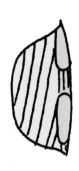

2. 중앙부위의 돌기 부분 근육을 벗긴다.

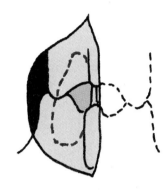

3. 헤르니아의 위아래 뼈를 조금 깎는다.
   Love의 논문에서는 뼈를 깎지 않고 헤르니아를 제거했다고 되어있으나 이것은 우연히 운이 좋아서 가능했다.

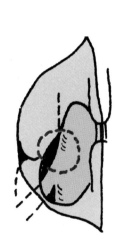

4. 그러면 신경근이 보인다. 헤르니아는 이 뒷편(복측)에 있다.

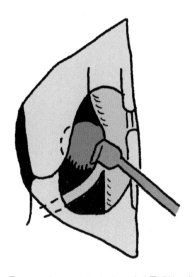

5. 신경을 잘 피해서 헤르니아를 찾는다.

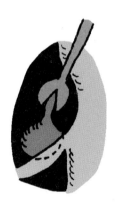

6. 헤르니아를 펀치를 이용해서 꺼낸다.

(남)신입: Love법을 개량한 새로운 수술법도 있나요?

교 수: 내시경이나 현미경을 이용하여 LOVE법을 시행하는 경시하 LOVE법이 1990년대 미국에서 발표되었지.

*경시하 love법: MED(micro endoscopic discectomy)라고도 한다.

■ 내시경하 LOVE법

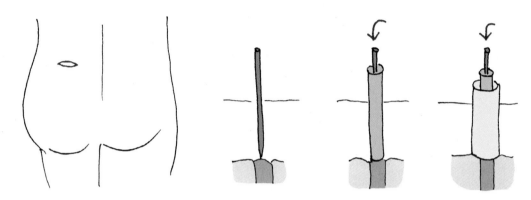

1. 환자는 엎드린 자세를 취하며 허리의 중아 부위보다 약간 옆 부분을 절개한다.

2. 근육 사이에 guide wire를 삽입하며 점점 두꺼운 원통 튜브로 바꾸어 삽입하면서 수술 시야를 넓힌다.

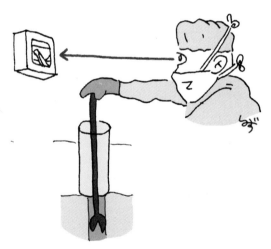

3. 수술시야를 화면에서 확인하면서 LOVE법으로 수술을 진행한다. 기구는 삽입한 원통을 통해 넣고 빼고 한다.

(남)신입: LOVE법과 내시경하 LOVE법은 어떤 차이점이 있나요?

교　수: 내시경하로 하는 것이 상처부위가 적지. 회복도 빠르고 다음날이면 걸을 수 있단다.

(남)신입: 어느 방법이 더 좋은 건가요?

교　수: 결과는 똑같단다. 미용적으로는 내시경하를 이용하는 것이 좋지. 그러나 기술면에 있어서 내경시하 LOVE법은 어렵단다. 헤르니아를 다 꺼내지 못하고 남길 수 있으며 신경근에 상처를 입힐 위험성이 증가하지.

(여)신입: LOVE법 시행 후 환자가 주의 해야 할 점이 있나요?

교　수: 무거운 것을 드는 것은 자제를 해야겠지. 또한 수술 후 복대를 적용하는 경우가 많단다. 복대가 환자의 부족한 근육 역할을 해주지.

(남)신입: 근육을 키워야 되는구나..

헤르니아를 자르지 않고 치료하는 수술

(여)신입: 교수님. 질문이 있습니다. 절개하지 않고 헤르니아를 고치는 방법이 있다고 들었는데요.

교 수: 경피적 수핵 제거술(percutaneous nuclectomy, PN)을 말하는 것 같구나.

(남)신입: 그런 것이 가능한가요?

교 수: 가능하지. 바늘을 추간판에 꽂아서 길을 만들고 점점 굵은 원통으로 바꿔 넣지. 그 후 펀치를 이용해서 헤르니아의 중앙부분을 제거한단다. 쉽게 말하면 도려내는 방법이지.

(남)신입: 전 상상이 잘 안되는데요.

교 수: 민달팽이 알지?

(여)신입: 소금을 뿌리면 오그라드는 그 민달팽이요?

교 수: 그래. 오그라드는 민달팽이처럼 헤르니아 size를 감소시키는 거지. 헤르니아의 일부분을 도려냄으로써 헤르니아가 오그라들고 결과적으로 혹이 없어지는 것을 기대하는 방법이란다.

(남)신입: 기대한다고요?

교 수: 이 방법은 헤르니아의 혹을 보지 않고 단지 중앙 부분만 도려내는 방법이지. 그래서 성공여부는 확실하지 않단다. 지금까지는 60% 정도의 성공률을 보인단다.

(남)신입: 그렇군요.

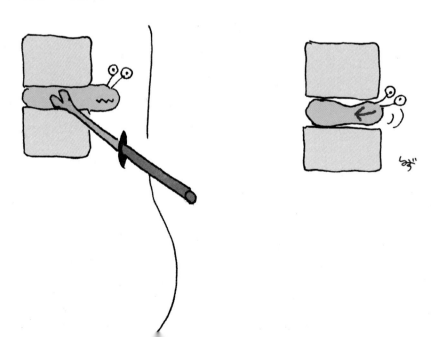

교　　수: 그리고 찢어진type인 유리형에서는 이 방법은 효과가 없단다.

(남)신입: 그렇겠군요.

교　　수: 그래도 추간판이 탄력있는 젊은 환자인 경우나 근육에 손상 입히고 싶지 않는 운동선수들에게는 시도해보는 것이 좋단다. 요즘은 도려내는 방법뿐 아니라 레이저를 이용해서 소작하거나 약물을 직접 투약하는 방법들도 고안되고 있지. 그래도 최종적으로는 LOVE법으로 수술을 하는 경우가 많단다.

(남)신입: 이왕이면 추간판 자체를 새것으로 교환하는 것은 어떨까요?

교　　수: 기술이 발달하면 그런 방법도 생길 수 있겠구나.

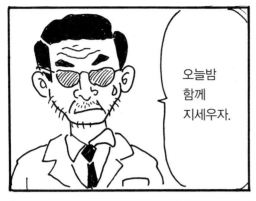

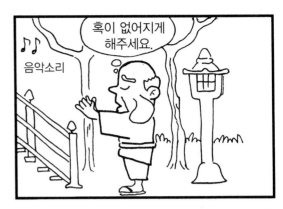

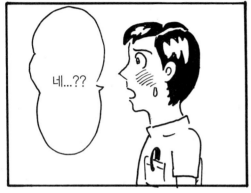

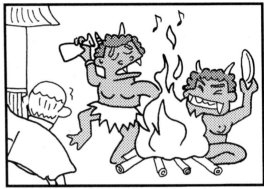

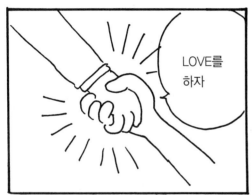

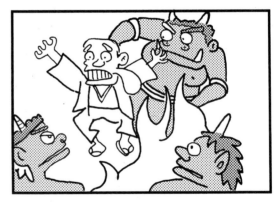

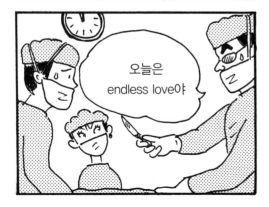

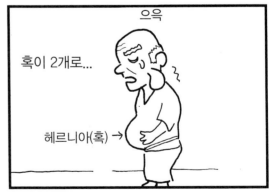

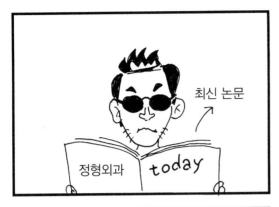

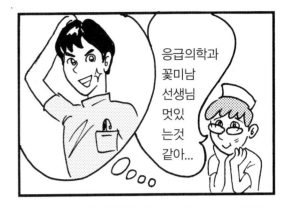

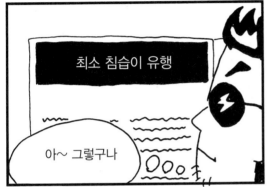

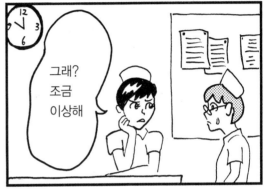

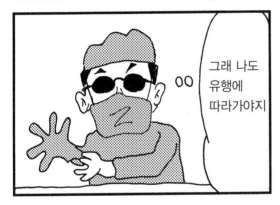

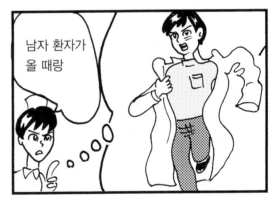

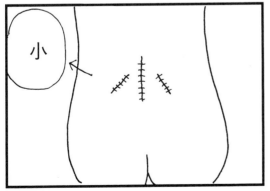

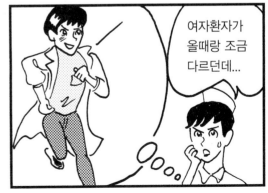

04

요추 척주관 협착증

요추 척주관 협착증은 흔히 접할 수 있는 병이다. 신경이 압박되어 장애가 일어나는 것은 헤르니아와 동일하나 추간판 헤르니아는 외부 물질로 인한 신경 압박인 것에 비해, 요추 척주관 협착증은 말 그대로 척주관이라고 불리는 통이 좁아져서 압박을 받는 것을 말한다. 선천성, 고령 등 여러 가지 원인이 있다.

교　　수: 최근 헤르니아보다 요추 척주관 협착증 수술이 더 증가하고 있단다.

(남)신입: 이름이 참 기네요. 왠지 고령 환자들이 많을 것 같은 느낌이 들어요.

교　　수: 쉽게 말하면 허리의 척주관이 좁아진 병이지.

(남)신입: 쉽게 말하기는. 말 그대로잖아요.

(여)신입: 헤르니아와의 차이점은 뭔가요?

교　　수: 헤르니아는 터널의 도중에 장애물이 있는 것을 말하며, 협착증은 터널 자체가 좁아진 것을 말한단다.

헤르니아

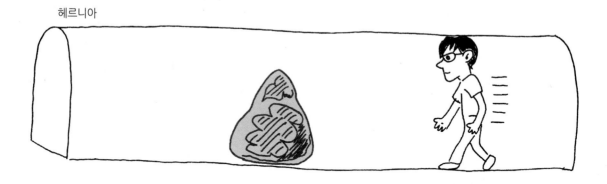

척주관 협착증

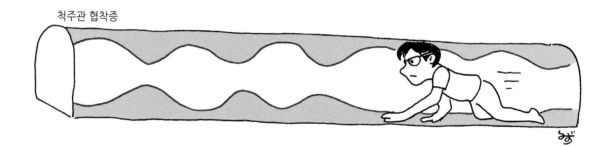

(남)신입: 그리고 헤르니아 쪽이 연령층이 더 낮죠?

교   수: 척주관 협착증은 고령환자들이 많지. 뼈의 구조가 변화하려면 시간이 오래 걸리니까. 반면, 헤르니아는 어느 날 갑자기 일어날 수 있단다.

(여)신입: 앞으로 더 증가하겠군요.

† MEMO 요추에서만 일어나는 것이 아니다.

경추나 흉추에서도 척주관 협착증이 일어날 수 있다. 경추의 경우, 척수가 압박되는 것을 경추증성 척수증, 신경근이 압박 된 것을 경추증성 신경근증 이라고 한다.

■ 척주관 협착증이란?

- 척주관이 좁아지는 병이다.
- 척주관 안을 통과하는 신경이 압박되어 신경증상이 일어난다.
- 신경근을 압박하게 되면 통증이 발생하며 허리나 하지 쪽으로 전달된다.
- 마미신경이 압박되면 마비나 둔탁한 느낌이 들며 배뇨 및 배설장애가 나타날 수 있다.

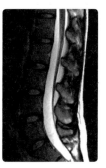 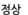 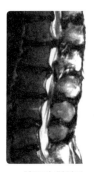 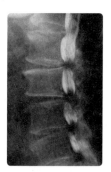

정상 **척주관 협착증**
(MRI) **척주관 협착증**
(척수조영술)

■ 간헐성 파행증이란?

- 척주관 협착증은 간헐성 파행이라는 특징적인 증상이 있다. 걷고 있으면 통증이나 마비증상이 심해지나 휴식을 취하면 다시 걸을 수 있게 된다.
- 허리의 자세에 따라서 척주관의 두께가 변한다. 앞으로 숙이는 자세를 취하면 척주관은 두꺼워지며 증상이 호전된다. 그러나 반대로 뒤로 젖히는 자세를 취하면 척주관이 좁아져 증상이 심해진다.
- 즉, 일어서거나 등과 허리를 편 바른 자세를 취하면 통증이 심해지며, 의자에 앉으려고 허리를 굽히면 통증이 호전된다.
- 말초동맥 폐색과 같은 혈관성인 경우도 있다.

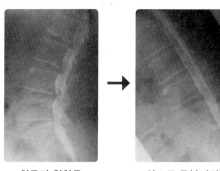

척주관 협착증
(척수조영술) **앞으로 구부리면
척주관이 넓어진다.**

(여)신입: 그래서 자전거는 탈 수 있거나 마트에서 카트를 미는 것은 괜찮다고 환자들이 그런 거 였군요. 그런데 교수님, 간헐적인 것은 무슨 뜻인가요?

교   수: 간헐적은 항상 일어나는 것은 아니고 가끔 생기는 것을 말하지.

(여)신입: 그리고 파행이라는 뜻은... 다리를 절뚝거린다는 뜻이네요.

(남)신입: 어려운 단어들이라 환자들도 헷갈리겠어요.

(여)신입: 이런 어려운 단어들만 붙어있으니까 왠지 고령 환자들에게 많이 나타날 것 같은 느낌이야.

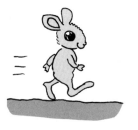

걸으면...

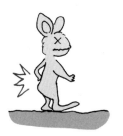

간헐적으로 통증이 있다.

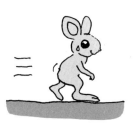

휴식을 취하고 통증이 가라
앉으면 다시 걸을 수 있다.

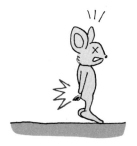

그러면 다시 통증이 시작된다.
마치 간헐천과 같다.

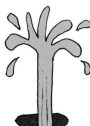

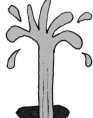

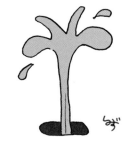

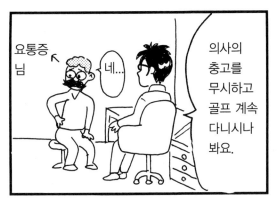

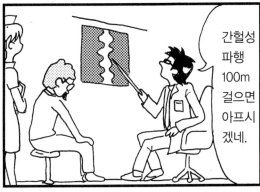

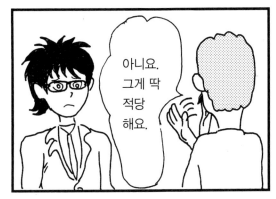

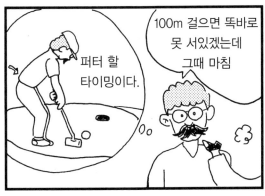

감압수술

05

척추 수술의 기본은 척수나 신경을 압박하고 있는 부분을 깎아내거나 넓혀주는 감압을 시행하는 것이다. 방법을 여러 가지 있지만 후방에서 감압하는 방법이 일반적이다.

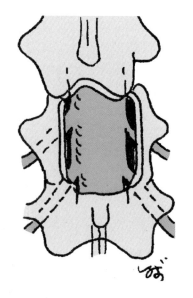

교　　수: 그러면 수술에 대해 설명을 해보도록 하지.

(남)신입: 척추 수술은 어려울 것 같아요.

(여)신입: 수술실 간호사도 잘 보이지 않고 어렵다고 그러더라고요.

교　　수: 척추 수술은 종류가 다양하지. 병원에 따라서 방법이 다양하단다.

(남)신입: 혼란스럽네요.

교　　수: 그래도 기본은 한 가지야. 추간판, 뼈, 종양 등 신경을 압박하고 있는 것을 제거하는 것, 즉 감압술이 척추 수술의 기본이지.

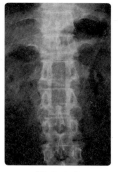
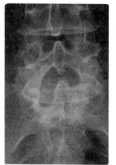
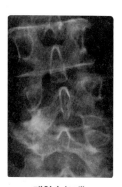
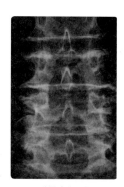
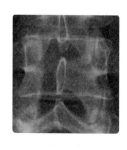

| 추궁절제 | 개창술(1개) | 개창술(2개) | 개창술(4개) | 편측 추궁 절제 |

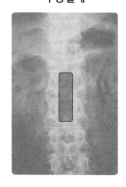
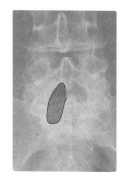
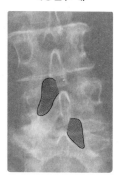
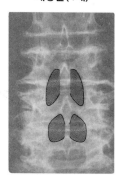
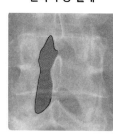

■ 추궁절제술과 개창술

• 좁은 공간을 깎아서 눌려있던 신경을 돕는 수술이 감압술이다.

• 척추관 협착증, 헤르니아, OPLL, 미끄럼증, 종양과 같은 척수가 압박되는 병에서 시행한다.

• 뒤쪽을 제거하는 것이 추궁절제술(laminectomy)이다.

• 부분적으로 제거하는 것을 부분 추궁 절제술이라고 하며 개창술이라고도 한다. fenestration, medial facetectomy라고도 불린다.

• 가운데를 딱 잘라서 깨는 방법도 있다(극돌기종할= 후궁확장성형술(Laminoplasty)).

• 수술 후 척추가 변형되는 경우가 있다(후만변형).

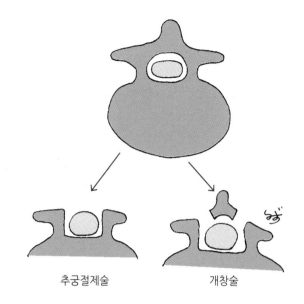

추궁절제술   개창술

교　수: 경추에서는 척주관을 넓히는 추궁성형술을 시행한다. 척주관 확대술이라고도 불리지.

(여)신입: 터널 확대 공사 같은 수술이겠군요.

(남)신입: 그 외에도 많은 방법이 있다고 들었습니다.

교　수: 넓히는 방법이 다양하단다. 쉽게 말하면 옆에 그림과 같이 문을 한쪽으로 여느냐 양쪽을 여느냐지.

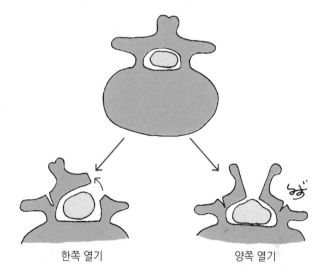

한쪽 열기   양쪽 열기

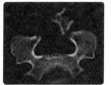

한쪽만 열었을 때의 측단면

개창술

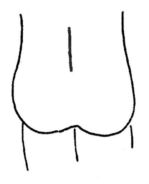
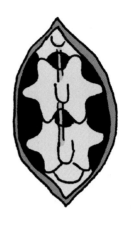

1. 근육을 절개하여 척추를 노출한다.

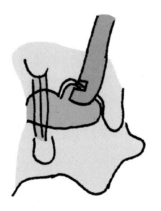

2. 위의 뼈를 도려낸다.

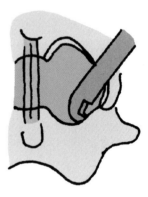

3. 아래 뼈를 도려낸다.

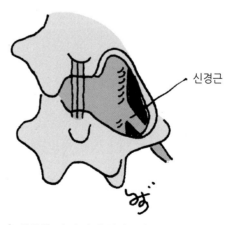

신경근

4. 창문을 연 것 같이 열어준다.

■ 추궁성형술

- 경추 감압술은 여러 가지 방법이 있다.
- 요추와의 차이점은 신경과 해부학이 다르고 수술 위험성이 높다는데 있다.
- 척주관을 넓히는 방법으로는 한쪽만 여는 방법, 양쪽으로 여는 방법, skip
  방법 등이 있다.

한쪽으로 여는 방법, 왼쪽을 여는 방법

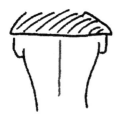

1. 환자는 엎드려서 눕는다. 피부
   절개는 목 중앙 부분이다.

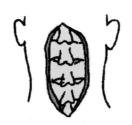

2. 중앙 돌기 부분부터 근육을 절
   개하고 수술시야를 확보한다.

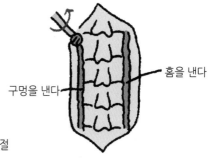

구멍을 낸다   홈을 낸다

3. 회전 속도가 빠른 드릴을 이용하여
   추궁에 홈을 판다. 왼쪽 편만 추궁
   에 구멍이 뚫릴 때까지 홈을 판다.
   오른쪽은 추궁 밑바닥부분만 남겨
   놓고 다 판다.

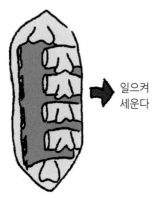

일으켜
세운다

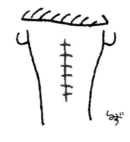

4. 추궁을 왼쪽에서부터 오른쪽으로 들
   어 올려서 넓혀준다. 다시 누르지 못
   하게 실을 이용해서 고정한다.

5. 수술 끝!

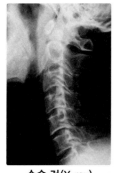

수술 전(X-ray)

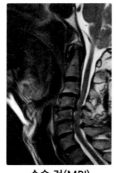

수술 전(MRI)

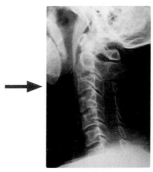

수술 후(X-ray)

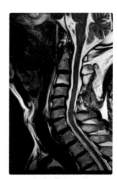

수술 후(MRI)

06

척추검사

척추는 X-ray 등의 일반검사뿐 아니라 여러 가지 특수 검사도 시행한다. 척추 수술을 시행하기 앞서, 영상검사 결과는 많으면 많을수록 좋다. 검사 중에는 입원하여 시행하는 검사나 침습적인 검사도 있다. 이러한 검사도 척추 수술에 있어서는 꼭 필요한 검사다.

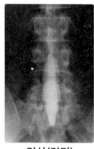 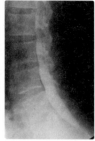

정상(정면)   정상(측면)

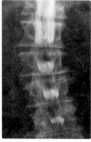 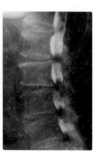

척주관 협착증

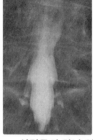 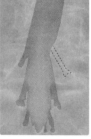

신경근이 하나 염색되지 않음(정면)
추간판 헤르니아

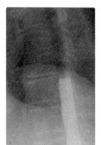 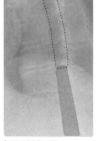

흐름이 완전히 끊김(측면)
종양

교　　수: 척추 검사는 먼저 척수조영을 시행하는 경우가 많단다.

(남)신입: 허리에 바늘을 삽입하는 그 아픈 검사를 말하는 거죠?

교　　수: 그렇지 않단다. 뼈에다가 바늘을 꽂는 것은 아니지. 요추마취와 똑같단다. 물론 기술이 없는 의사를 만나서 몇 번이나 찔러대면 아프겠지만.

(여)신입: 검사가 위험하지는 않나요?

교　　수: 안전한 검사란다. 그러나 입원은 필요하지.

(남)신입: 조영술이란 어떤 것을 말하는 건가요?

교　　수: 염색 시킨다고 생각하면 쉽단다. 혈관조영술은 혈관을, 소화관조영술은 소화관은 염색시키지. 척수조영은 신경을 염색하는 것은 아니고 척수액을 염색하는 거란다.

(여)신입: 물에다 물감을 풀어놓은 것 같네요.

교　　수: 그것과 흡사하지.

■ 척수조영(myelography)

- 신경의 압박 정도를 알 수 있는 검사이다.
- myelography라고 한다.
- 척수액이 고여있는 부분(거미막하강)에 조영제를 주입한다.
- 합병증으로 조영제 알러지, 두통, 감염 등이 있다. 특히 감염이 일어났을 때 뇌까지 침범하게 되면 수막염으로 진행될 수 있다.

① 환자는 옆으로 눕고 무릎을 잡는 자세를 취한다(새우자세). 등을 둥글게
　접으면 뼈와 뼈에 간격이 생겨 바늘 진입이 쉬워진다.

② 소독을 한다.

③ spinal needle을 삽입하면 척수액이 흘러 내려온다. 이는 거미막하강에
　진입함을 뜻한다.

† MEMO needle삽입 부위는?

장골의 끝부분은 제4, 5요추의 사이에 위치한
다. 이 옆라인을 기억해두면 좋다.

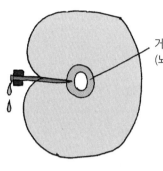

거미막하강의 물
(뇌척수액)

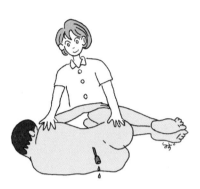

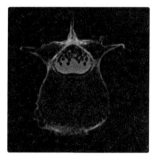

④ 조영제를 10cc정도 주입한다.

⑤ X-ray를 촬영한다.

⑥ CT를 촬영한다.

Myelography후의 CT검사

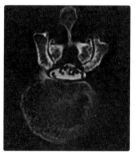

정상은 둥근 모양을 하고 있다.

헤르니아는 찌그러진 모양을 하고
있다.

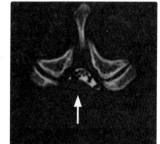

협착증은 눌린 모양을 확인
할 수 있다.

(여)신입: 추간판조영, 신경근조영도 있다고 들었습니다.

(남)신입: 다 아플 것 같은 검사네요.

교　수: 원래 일부러 통증을 유발하는 검사이기도 하지.

(남)신입: 일부러 통증을 유발시킨다고요?

(여)신입: 의료인이 그러면 안되죠.

교　수: 이러한 통증이 진단에 도움이 되기도 한단다.

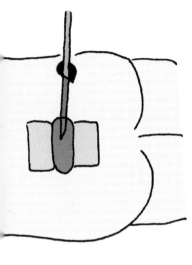

■ 추간판 조영술

- 추간판에 바늘을 삽입하여 조영제로 부풀리는 검사이다.
- 추간판 헤르니아가 여러 곳에 있는 경우 어느 것이 원인인지 확인하기 위함이며, 헤르니아가 척주관 외측에 튀어나오는 특수한 헤르니아 등에 적용할 수 있다.
- 헤르니아가 있는 경우 조영제를 투약함으로써 크기가 커지기 때문에 통증이 나타난다.
- 그 통증의 위치와 강도를 확인한다.
- discography라고도 한다.

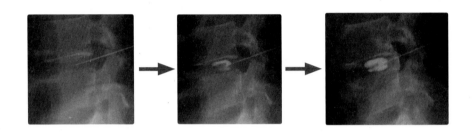

■ 신경근 조영술

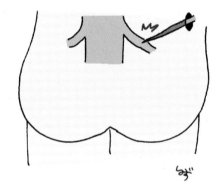

- 신경근을 염색하는 검사이다.
- 신경근에 바늘을 삽입하면 통증이 하지에 나타난다.
- 그 통증의 위치와 강도를 확인한다.
- 신경근 block와 함께 시행하는 경우가 많다. 조영제 대신에 진통제를 투약하는 것이 신경근 block 즉, 차단술이 된다.

신의 장난

(남)신입: 척수손상은 비극인 것 같아요.

교　수: 특히 젊은 환자들은 말로 표현이 안되지

(여)신입: 딱 한번의 사고로 반신불수가 되다니…

(남)신입: 정신이 멀쩡하니까 더더욱 비극인 것 같아.

교　수: 나도 목에 관해서는 신이 잘못 만든 것이 아닌가 싶다. 척추는 뇌에 비해서 너무 얇고 약하지. 그리고 목에는 늑골과 같은 보강장치가 없기 때문에 다치게 되면 손상을 입기 쉽단다.

(여)신입: 1cm 정도의 관에 모든 신경이 통하고 있다니 믿어지지가 않아요.

(남)신입: 학교나 회사의 건강검진에서 목에 대한 검사는 안 하니까. 뭔가 불안하네.

교　수: 그래도 척수는 참 신기한 기관이란다. 한번의 손상으로 회복이 안되는 경우도 있지만 반대로 좁아진 상태에서도 몇 십 년 잘 살고 계시는 어르신들도 계시지.

† MEMO 슈퍼맨의 비극

Christopher Reeve는 영화 슈퍼맨의 주연 배우이다. 1995년 낙마사고로 척수손상 진단을 받았다. 목에서부터 아래는 마비증상이 남는 후유증을 얻게 되었다. 그러나 그는 자신과 같은 마비 환자들을 돕기 위해 지원센터를 설립하는 등 환자들을 위해 또 다른 삶으로 활약하였다.

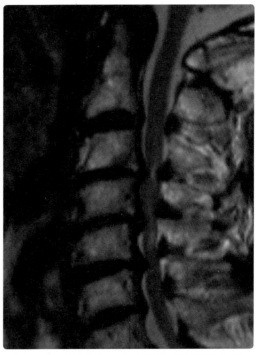

90세. 이렇게 좁아져 있어도 약간의 저림 증상만 있다.

(남)신입: 참 신기하네요.

교　수: 오히려 손상이 너무 심해서 사는 사람도 있단다.

(남)신입: 그건 어떤 경우죠?

교　수: 보통 경추의 뼈가 탈구하게 되면 척수가 뼈와 뼈 사이에 끼이게 되지. 그러나 뒤에 위치하는 뼈까지 부러지게 되면 눌림이 덜하게 된단다.

(여)신입: 이것이야 말로 신의 장난이네요.

교　수: 아직까지 밝혀지지 않는 비밀이 많은 것이 척수란다. 세계적으로 연구가 활발하게 이루어지고 있지. 언젠가는 척수손상을 극복하는 날이 올 수 도 있다고 기대하고 싶구나.

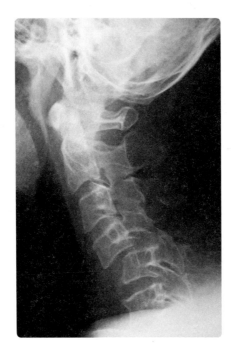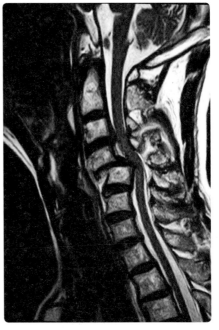

경추탈구이지만 기적적으로 마비없음

척추의 병

척추는 헤르니아와 협착증 이외에도 여러 가지 병이 있다. 또한 요통과 좌골신경통이라고 하여도 증상은 여러가지가 있다. 여기서는 이러한 것들을 정리해보자.

07

교　수: 척추의 병은 크게 2가지로 나눌 수 있지

(남)신입: 중증과 경증인가요?

(여)신입: 통증이 있고 없고 아닌가요?

(남)신입: 아니야... 아프지 않으면 병원에 왜 오니. 그건 병이 아니지.

교　수: 한 마디로 정리하면 '꽉꽉 눌리는 병'과 '흔들흔들 병'이란다. 그러니까 헤르니아나 협착증과 같이 신경의 길이 좁아지는 병과 뼈가 불안정하여 움직이는 병이지.

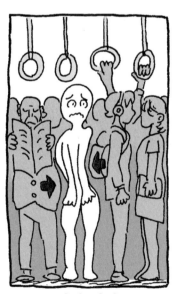

꽉꽉 끼임

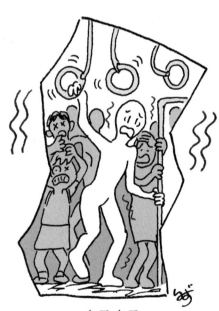

흔들흔들

■ 꽉꽉 눌리는 병

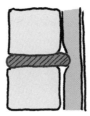 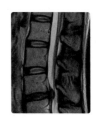

추간판 헤르니아
신경 터널부분에 추간판이 튀어나
와 누른다.

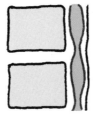 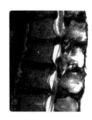

축추관협착증
신경 터널이 좁아진다.

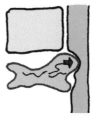 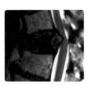

파열골절
신경 터널에 뼈가 튀어나와 누른다.

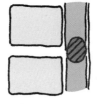 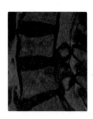

척수종양
신경 터널에 종양이 생긴다.

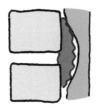 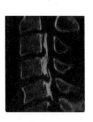

후종인대 골화증
척추를 이어주는 인대가 골화된다.
OPLL이라고도 한다.

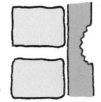 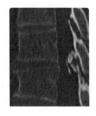

황색인대 골화증
척추 뒤에 있는 인대가 골화된다.

■ 흔들흔들 병

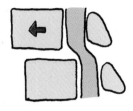

척추 미끄럼증
뼈가 전후로 비틀어진다.

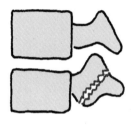

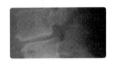

분리증
뼈에 균열이 생긴다.

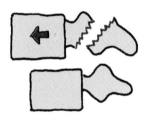

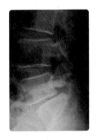

분리 미끄럼증
분리증 + 미끄럼증

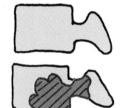

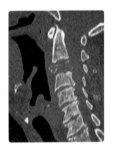

척추종양
뼈에 종양이 생겨서 약해진다.

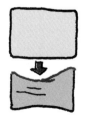

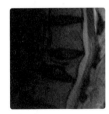

압박골절
뼈가 찌그러진다.

08

고정술

척추 수술의 다른 한가지는 허물어진 척추를 보강해주는 고정이다. 역시 후방에서의 고정이 일반적으로 이루어진다.

교　수: 척추 수술에는 고정이라는 개념이 있단다.

(남)신입: 전 이 부분이 어려운 것 같아요.

(여)신입: 저도 PLIF나 PLF라는 단어를 들어도 뭐가 뭔지 잘 모르겠어요.

(남)신입: 교수님. 왜 고정으로 해야만 하나요?

(여)신입: 맞아요. 원래 움직이는 조직인데 고정 해버리면 오히려 더 안 좋은 것 아닌가요?

교　수: 예리한 질문이군. 물론 아무렇게나 막 고정하면 안되지. 척추 고정은 정형외과 중에서도 침습적이며 힘든 수술 중 하나란다.

고정술의 적응증

■ 고정술의 적응증에는 한계가 있다

• 먼저 외상이다. 엉망이 된 등뼈를 바르게 정렬하려면 고정이 필요하다.

• 다음으로 기형이다. 만약 측만증이나 후만증인 경우 뼈를 바르게 유지하기 위해서 고정이 필요하다.

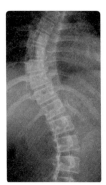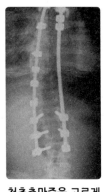

척추측만증을 고르게
고정하는 수술

- 종양 또한 고정이 필요하다. 종양으로 인해 척추의 균형이 흐트러지면서 무너지게 되기 때문이다. 암 세포는 계속 성장을 하기 때문에 언젠가는 척추간 간격이 넓어진다. 그러므로 종양으로 인한 고정이 필요한 경우 세포 성장을 감안하여 길게 고정한다.
- 그 외에도 분리증, 불안정성 등의 병에서도 고정이 필요하다.

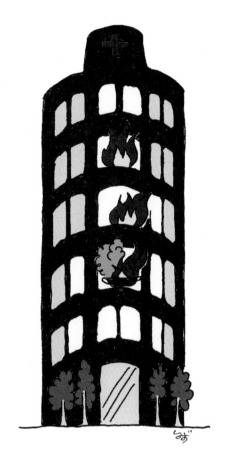

척주에 생긴 암세포는
위아래로 퍼져나간다.
마치 불이 난 것처럼...

■ 추간판 헤르니아, 척추관 협착증에도 고정이 필요할 때가 있다.

- 추궁절제술, 헤르니아 적출술, 감압술 등에서 뼈를 많이 깎았을 경우 뼈가 흔들리게 된다. 그럴 때에는 고정술이 필요하다.

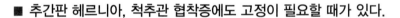

교　　수: 척추 수술에서는 감압술과 고정밖에 방법이 없지.

(남)신입: 어느 쪽을 선택해야 하나요?

교　　수: 먼저 감압술을 해야지. 그러나 감압을 과하게 하면 고정이 필요하지. 척추 수술에서는 이 두 가지를 왔다 갔다 하면서 시행착오 해야 한다. 어느 쪽이 좋고 그런 건 없단다. 척추 의사들은 고정을 좋아하는 사람도 있고, 감압을 선호하는 사람도 있단다.

(남)신입: 근데 고정은 어떻게 하나요? 상상할 수 없는데요.

(여)신입: 피규어처럼 풀질 하는 건가요?

교　　수: 풀을 칠할 순 없지. 고정의 접착제 역할은 뼈가 한단다.

(남)신입: 금속이 아니고요?

교　　수: 금속은 뼈가 붙을 때까지 지탱해주는 역할만 한단다.

(남)신입: 그럼 그 뼈는 어디서부터 나오는 건가요?

교　　수: 자기 자신의 뼈를 이용해야지. 뼈를 갈아서 맞추거나 분쇄하고 다시 모양을 맞추어서 사용 한단다.

고정술의 뼈는 어디서부터 가지고 오는가?

- 고정술에는 뼈를 준비해야 한다.
- 물론 큰 뼈에서부터 가지고 온다. 가장 많이 이용하는 뼈는 골반이다. 그 외에 늑골, 척추를 사용하는 경우도 있다.
- 척추수술은 엎드려서 한다. 엎드리는 경우 등쪽의 골반에서 뼈를 채취한다. 바로 누운 경우, 반대로 앞쪽 골반에서 채취한다.
- 골반에서 가장 채취가 쉬운 부분은 피부 위에서부터도 만져지는 장골의 돌출부이다.

■ **채골방법**

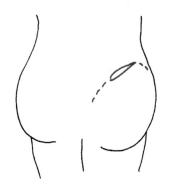

1. 장골능 위를 절개한다.

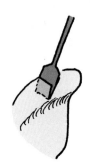

2. 뼈를 도려낸다.

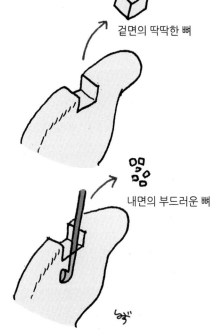

겉면의 딱딱한 뼈

내면의 부드러운 뼈

3. 장골의 외측은 딱딱한 뼈(피질골)이며 안쪽은 부드러운 뼈(해면골)이다. 이 두 가지를 다 도려낸다.

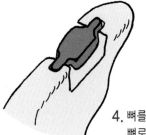

4. 뼈를 채골 한 후, 파인 부분을 인공 뼈로 메워주기도 한다.

후방고정

교　　수: 자! 그럼 뼈를 채취하는 방법을 알았으니 다시 본론으로 돌아가자.

(여, 남)신입: 네!!

교　　수: 그럼 PLIF와 PLF부터 배워보자.

(여, 남)신입: 어려운 부분인데. 긴장되네요.

교　　수: 힘내서 배워보자꾸나.

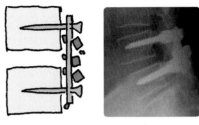

PLF

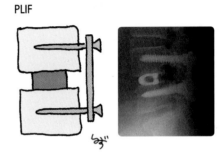

PLIF

PLIF: posterior lumbar interbody fusion
PLF : posterolateral fusion

■ PLIF (Posterior lumbar interbody fusion)와 PLF (Posterolateral fusion)의 차이점

- 후방고정에는 PLIF(추체간 고정)와 PLF(후측방 고정) 두 종류가 있다.
- 둘 다 posterior(후면)에서 진입을 하며 뼈를 이식하는 수술 방법이다.
- PLF는 뼈와 뼈 주위에 뼈를 뿌린다. PLIF는 뼈와 뼈 사이에 뼈를 끼어 넣는다.
- 즉, PLF는 후방만 고정하는 수술이며 PLIF는 후방과 전방을 고정하는 수술이다.

교　　수: PLIF의 'I'는 inter + body의 'I'를 따온 거란다.

(남)신입: 샌드위치처럼 추체와 추체 사이에 두는 것이군요.

(여)신입: 어느 것이 더 강한 고정법인가요?

교　　수: 최종적으로 뼈가 붙으면 고정술은 성공이라고 봐야지. 그래도 둘 중 하나를 고르라고 하면, PLIF가 더 강하지. PLIF와 PLF를 동시에 시행하면 더 강한 고정이 가능하지.

(남)신입: TLIF라는 고정법이 있다고 들은 적이 있습니다.

교　　수: 이것도 PLIF와 동일하게 inter + body수술이란다. 진입방법이 다르지. TLIF (Transforaminal lumbar interbody fusion)는 한쪽만 절개하여 뼈를 집어 넣는단다. 그래서 PLIF보다 침습범위가 적지.

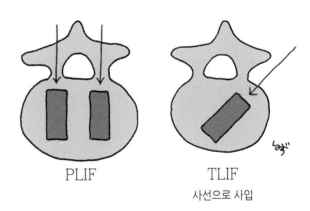

PLIF　　　　TLIF
　　　　　　사선으로 사입

TLIF: transforaminal lumbar interbody fusion

후방고정의 금속(instrument)

교　　수: 후방고정의 기본 술기 중에 pedicle screw가 있다.

(남)신입: screw를 어디에다 박나요?

교　　수: 추궁근(pedicle)이지.

(남)신입: 척추의 해부그림을 보면 누가 보아도 여기가 추궁근임을 알 수 있을 것 같아요.

(여)신입: 처음 이 screw를 발명한 사람은 용기가 대단한 분이신 것 같아. 저런 식으로 screw를 박아 넣다니.

교　　수: pedicle은 영어로 '줄기'라는 뜻도 있단다.

(남)신입: X-ray검사에서 보니까 꼭 부엉이 눈처럼 보이네요.

(여)신입: 진짜네. 추궁이 코라고 하면 꼭 부엉이 얼굴 같네.

교　　수: 척추에 암이 전이되면 이 부분이 먼저 무너지게 되지.

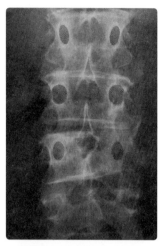

부엉이 눈처럼 보이는 추궁근

■ Pedicle screw

- 척추의 고정술에는 screw가 많이 사용되며 screw는 추궁근에 삽입한다.
- screw는 막대기를 연결시킬 수 있다. 이 막대기 부분은 rod라고 부른다.
- 압박하는 방향, 신전하는 방향으로 힘을 실어서 rod를 이용하여 screw를 원하는 위치로 이동시킬 수 있다. 이런 방법으로 사이에 끼는 뼈를 강하게 고정하거나 측만증을 수정할 수 있다.
- 척추의 고정에 사용하는 도구는 이 외에도 후크나 와이어 같은 것도 사용된다.
- 고정술에서 가장 중요한 것은 뼈를 충분하게 이식하는 것이다. 금속은 보강하는 역할밖에 되지 않기 때문이다.

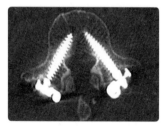

screw는 부엉이 눈 부위에서 삽입함

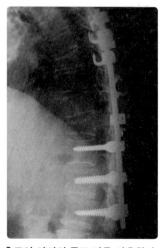

후크와 와이어 등도 자주 사용한다.

후방고정의 방법

■ PLF 방법

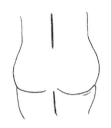 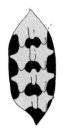 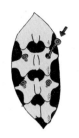 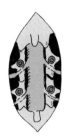 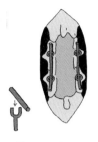 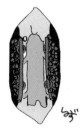

1. 등 중앙을 절개한다. 일반적으로 길게 절개하는 경우가 많다.

2. 근육을 절개하여 좌우로 벌린다.

3. screw를 추궁근에 박아 넣는다.

4. 신경을 감압시킨다.

5. rod를 조립, 연결한다.

6. 고정 역할을 하는 뼈를 돌기 부위와 screw 옆에 위치하게끔 둔다.

■ PLIF 방법

 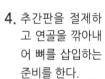 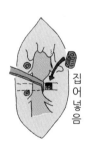 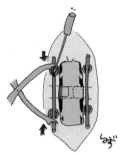

1~3은 PLF와 동일하다.

4. 추간판을 절제하고 연골을 깎아내어 뼈를 삽입하는 준비를 한다.

5. 양쪽 뼈 사이에 뼈를 집어 넣는다. 뼈가 으스러지지 않도록 금속 바구니를 이용하는 경우가 많다.

집어넣음

6. 이식한 뼈에 압박을 가하여 rod를 조립한다.

전방고정

교　　수: 다른 고정방법도 있단다.

(남)신입: 전방 고정법이죠?

(여)신입: 신체의 앞면에서부터 시행하는 수술이라 어려울 것 같아요.

교　　수: 전방법이 활약하는 것은 헤르니아인 경우란다. 헤르니아는 앞에서부터 누르고 있는 병이지. 병의 원인이 전방에 있기 때문에 앞면에서부터 다가가야 하지. 특히 경추의 헤르니아는 전방고정법을 많이 사용한단다.

(여)신입: LOVE법은 안되나요?

교　　수: 허리는 신경을 옆으로 비켜가면서 후방에서 절제가 가능하지만 경추는 그렇게 위험한 행위를 할 수 없지.

(여)신입: 그렇네요.

① 경추

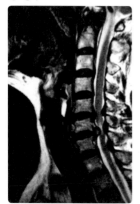 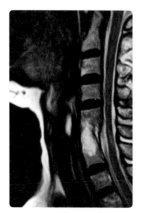

더블 헤르니아 발생　　　전면에서부터 뼈를
　　　　　　　　　　　삽입하여 고정한다.

② 요추

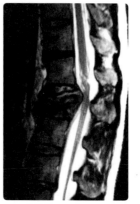 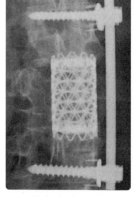

금속의 바구니를
이용하는 경우도 있다.

■ 전방고정법이란?

• 전방(복측)에서 뼈를 이식하는 것이 전방고정법이다.

• 경추는 목의 전방에서, 흉추는 옆구리에서, 요추는 복부 중앙에서 절개하여 진입한다.

• anterior(전방)에서 뼈를 이식하는 방법이다.

• 흉추는 늑골을 제거하고 흉막 외측에서부터 척추로 도달한다.

• 요추는 복막을 피하여 중앙에서부터 척추로 도달한다.

■ 전방고정법의 수술법

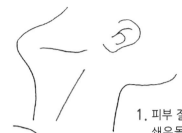

1. 피부 절개는 목의 전방, 흉쇄유돌근 옆에서 시행한다.

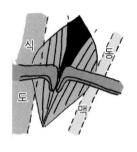

2. 동맥과 기관, 식도의 사이를 비집고 들어간다.

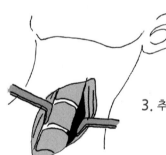

3. 추체 전면까지 도달한다.

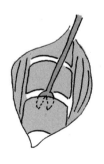

4. 추간판을 메스나 펀치 등으로 제거한다.

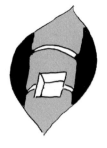

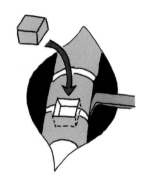

5. 고속 드릴을 이용하여 상하추체를 파고 들어가 헤르니아를 전면에서부터 제거하여 척추를 감압시켜준다.

6. 장골에서부터 채골한 뼈를 박는다.

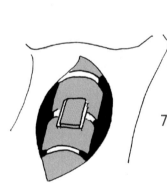

7. 뼈가 고정될 수 있도록 plate와 screw를 사용하여 고정한다.

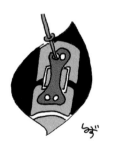

8. 수술 끝!

(남)신입: 전방과 후방 어느 쪽이 더 나아요?

교   수: 점점 전방법은 시행하지 않고 있단다.

(여)신입: 왜죠?

교   수: 여러 가지 이유가 있단다. 먼저 전방법은 척추뿐만 아니라 내장이 수술 중에 보이게 되지. 식도 손상, 기흉, 복부혈관 손상과 같은 합병증이 있을 수 있지. 그리고 후방법은 척추에 도달하기까지의 거리가 짧다는 장점이 있단다. 수술 후 침상안정의 기간이 짧아지지. 무엇보다 수술기구의 발전으로 후방법이 더 안전하게 시행할 수 있게 된 것도 큰 이유 중 하나란다.

(여)신입: 예전에는 거북이 껍질처럼 생긴 깁스침대에 오랫동안 누워있어야만 했다고 들었습니다.

(남)신입: 교수님 얘기를 들어보니 전방법은 위험하고 해서는 안되는 수술법으로 들리네요.

교   수: 그렇지 않단다. 내가 예전에 대형병원에서 진료를 할 때 거의 만점의 성적을 자랑했었단다. 원래 뼈는 햄버거처럼 크게 크게 끼우는 것이 가장 좋은 방법이란다. 후방은 추체가 시야를 방해하지만 전방법은 추체를 마주할 필요 없이 큰 뼈를 고정할 수 있지. 그리고 등 근육 손상을 입히지 않는 장점도 있고.

(남)신입: 아무튼 척추외과의사는 경추, 흉추, 요추의 전후방 6종류의 수술이 가능해야 하네요.

(여)신입: 어렵겠다.

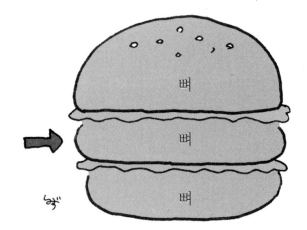

골다공증

골다공증은 뼈의 양의 감소, 강도의 감소를 특징으로 한다. 전신증상으로 나타나는 뼈의 질환이다. 뼈가 약해지면서 대퇴골경부 골절이나 요추 압박골절 등이 쉽게 일어난다. Bed ridden환자들의 대부분이 골다공증이 있다.

09

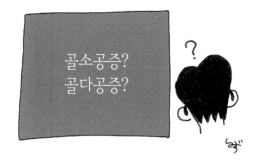

교　　수: 고령화 사회가 되어 골다공증이 증가하였지.

(남)신입: 뼈가 비어있는 상태라니...

(여)신입: 밑에 그림을 보니까 건강한 뼈와 느낌이 다르네요.

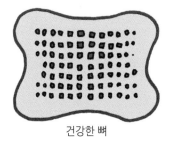

건강한 뼈

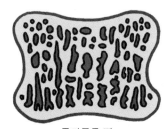

골다공증 뼈

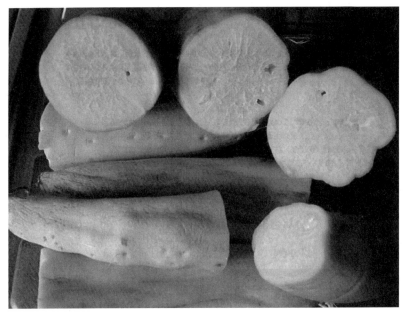

싱싱한 무와 오래된 무를 비교한 것과 유사하다.

■ **골다공증의 원인**

- 뼈는 뼈를 만드는 세포(골아세포)로 인해 형성되고 파괴하는 세포(파골세포)로 인해 흡수되면서 균형을 유지한다.
- 그러나 뼈의 흡수가 형성을 하는 것보다 빠르게 진행되면 균형이 깨져 뼈의 양이 감소하며, 골다공증이 된다.
- 여성은 폐경 후, 여성호르몬(에스트로겐)이 감소하면 골다공증이 증가한다.
- 50세 이상의 여성에서 압도적으로 많다.
- 그 외, 갑상선 기능 항진증, 쿠싱증후군(cushing's syndrome) 등의 내분비질환이나 유전성질환, 영양실조 등에서도 골다공증이 나타난다(이차성으로 나타남).

(여)**신입**: 그나저나 왜 뼈를 생성하는 세포와 파괴하는 세포가 필요하죠?

(남)**신입**: 그러게. 만드는 세포만 있으면 될 것 같은데.

교   수: 양쪽 다 필요하단다. 예를 들면 어릴 때는 뼈가 성장하면서 모양이 조금씩 바뀌게 되지. 모양을 바꾸고 필요 없는 부분들을 수정해야 한단다. 그럴 때 만드는 세포와 파괴하는 세포가 조율하면서 모양을 다져가야 하지. 이러한 과정이 계속 반복되는 거지.

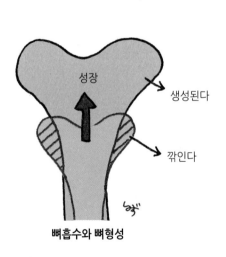

뼈흡수와 뼈형성

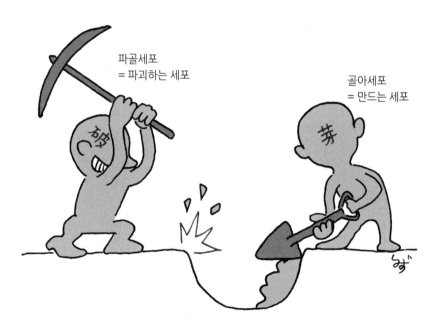

골다공증의 진단

- 영상검사에는 DXA법(2종류의 X선을 이용한다)과 MD법, 초음파법, CT법이 있다.
- 젊은 사람들의 골밀도(YAM)와 비교하여 70%미만을 골다공증, 70~80%를 골량감소라고 판단한다.
- 혈액검사에서는 BAP(골아세포 양), 뇨검사에서는 NTX(파골세포 양)를 시행한다.

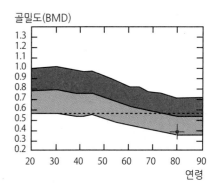

† **골밀도 그래프**

뼈의 편차치를 나타내는 그래프이다. 가운데 선이 여성의 평균치를 나타낸다. 골량의 peak 는 20대 후반임을 알 수 있다. 그 후 점점 감소 하는 모습을 볼 수 있다. 80세여성에서 표시 되어 있는 부분은 골밀도 0.388g/cm², YAM 479%임으로 골다공증으로 진단이 가능하다.

젊을 때 뼈를 저금 해야한다!

교　　수: 하루에 필요한 칼슘은 600~800mg라고 한다. 그러나 충분히 섭 취하는 사람은 많지 않지.

(남)신입: 이렇게 다양하게 먹고 있는데도요?

교　　수: 그렇단다. 특히 여성은 젊을 때 더더욱 뼈를 모아두는 것이 중요 하지. 다이어트를 하면 그만큼 뼈를 비축하지 못한단다.

(여)신입: 우유나 생선을 싫어하는 사람도 많죠.

교　　수: 그러나 너무 많이 섭취하는 것도 좋지 않단다. 변비에 걸릴 확률 도 높고, 우유는 고콜레스테롤이며 생선에는 염분이 많이 포함되 지. 균형을 잘 맞추어서 먹어야 한단다.

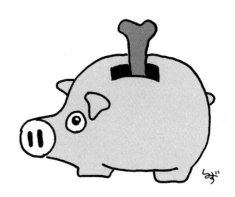

(남)신입: 우리 할머니는 골밀도 검사에서 골다공증이라고 진단받았어요. 그 런데 아무 문제 없이 건강하세요. 골다공증은 어떤 병인건가요?

교　　수: 음... 병이라... 다른 병하고는 좀 다르지. 사실 뼈의 질 자체는 정 상이니까.

(여)신입: 그럼 대체 뭐가 안 좋은 건가요?

(남)신입: 우리 할머니는 키가 2cm정도 줄었다고 표현하던데요. 그것 외에 는 특별히 뭐 없으신 것 같아요.

교　　수: 그래. 통증이 없이 점점 뼈가 으스러져 있거나, 살짝 손을 짚었는 데 뼈가 부러지거나.

(남)신입: 골다공증에서 가장 무서운 것은 골절이겠군요.

(여)신입: bed ridden의 원인으로도 큰 문제죠.

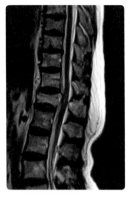

압박골절이...

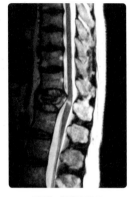

점점 파열골절로

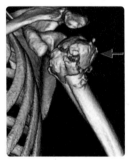

상완골 근위부 골절

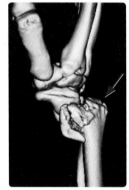

요골 원위부 골절

■ 골다공증에 많이 나타나는 골절

- 가장 골절되기 쉬운 곳은 척추이다(압박골절).
- 처음에는 환자도 모르는 경우가 많으며, 자세가 나빠질 때까지 방치되는 경우가 많다.
- 척추가 점점 으스러지면서 후방으로 튀어나오면(파열골절), 저림 증상이나 마비와 같은 신경증상이 나타난다. 지발성(遲發性) 마비라고도 한다.
- 대퇴골 경부골절, 상완골 근위부 골절, 요골 원위부 골절도 흔하게 일어난다.
- 이것들은 집에서 넘어지거나 가벼운 외상으로 인해 일어날 수 있다.

(여)신입: 골다공증은 예방이 중요하다는 것을 알 수 있어요.

(남)신입: 운동을 하는 것도 좋은 방법이라고 들었습니다.

교　수: 그렇지. 사용하지 않으면 뼈는 점점 약해진다. 예를 들어, 우주비행사가 무중력 공간에서 오랫동안 생활하면 골다공증이 된다는 말을 들은 적이 있을 것이다. 그렇게 되면 지구로 돌아왔을 때 혼자 일어서지도 못하지.

(여)신입: 여성으로서는 심각한 병인 것 같아요.

교 수: 요즘은 여러 약물이 개발되고 있단다. 밑에 표에 정리를 해두었으
니 한 번 읽어보렴. 앞으로도 새로운 치료법이 점점 더 개발되겠지.

골다공증의 치료제

	일반명(상품명)	특징	부작용
Teriparatide 약제	Teriparatide(포스테오 주)	골 형성 촉진제, 골아세포에 직접 작용하여 골 밀도를 향상시킨다.	구토, 변비 무기력, 무력감 등
Bisphosphonate 약제	Etidronate	골흡수를 억제하여 골밀도를 증진시킨다. 골절억제효과도 있음.	위장관 장애, 구토, 치과진료 시 턱뼈괴사가 있을 수 있다.
	Alendronate		
	Risedronate		
	Minodronate		
SERM (선택적 에스트로겐 수용체 작동 약제)	Raloxifene(에비스타 정)	여성 호르몬과 같은 역할을 하여 골 흡수를 억제하여 골 밀도를 향상시킨다. 여성에게만 사용	유방 팽만감
	Bazedoxifene(비비안트)		
활성형 Vit D3 약제	Alfacalcidol	칼슘흡수를 돕는다. 골절 억제 효과와 낙상 억제 효과도 있음	부작용이 적다. 가끔 고칼슘 혈증이 나타난다.
	Calcitriol		
	엘데칼시톨(에디롤)		
Vit K2	Menatetrenon(글라케이)	골질의 악화를 방지한다. 특히 Vit K부족에 효과적이다. 골밀도 향상과는 다른 경로로 골절 억제 효과가 있다.	부작용 거의 없음

[호소이다카유키 (細井孝之) : 골조송증의 최신치료. 단행본27 : 11, 2012]

정형은 청결이다

(여)신입: 정형외과는 외과인거죠?

교　수: 그렇지.

(남)신입: 다른 외과들과 차이가 있나요?

(여)신입: 음... 다른 병동에 비해서 분위기가 밝아!!

교　수: 내과와 외과 병동들은 아무래도 중환자들이 많아서 분위기가 좀 무겁지.

(남)신입: 정형외과 의사들도 밝은 사람들이 많은 것 같아.

교　수: 운동을 했던 사람들이 많지. 나도 그렇고.

(남)신입: 환자들이 웃으면서 건강한 모습으로 퇴원하는 것이 정형외과의 기본이죠.

(여)신입: 환자와 환자 가족들한테 고맙다는 얘기를 듣는 것이 그렇게 좋더라고요.

(남)신입: 정형외과의 수술은 어떤 특징이 있나요?

교　수: 첫째 청결, 둘째도 청결이지. 금속을 많이 사용하기 때문에 균이 묻는 것은 절대로 피해야 한단다.

(남)신입: 장을 다루는 일반외과나 비뇨기과에 비하면 청결하겠네요.

교　수: 그리고 정형외과의 대부분의 질환은 생명에 크게 영향을 미치지 않지. 그래서 암환자와 같이 꼭 수술을 해야 한다는 그런 것은 없단다.

(남)신입: 그렇군요. 그러면 환자들이 선택할 권리가 있겠군요.

교　수: 그렇지. 선택한 환자들만이 수술을 받게 되지.

(여)신입: 환자와 의료진 간의 관계가 중요하겠군요.

(남)신입: 젊을 때부터 의사들은 선생님 선생님 소리를 많이 들어서인지 거만해지고 그런 사람들도 있던데요.

교　수: 환자와의 관계가 가장 중요하단다. 외래를 통해서 환자들과 오랫동안 함께하는 경우도 많으니 관계유지에 신경을 써야 한단다. 수술만 잘해도 안되며 보존치료도 잘해야 하고 환자들과 라포형성을 잘해야 하지.

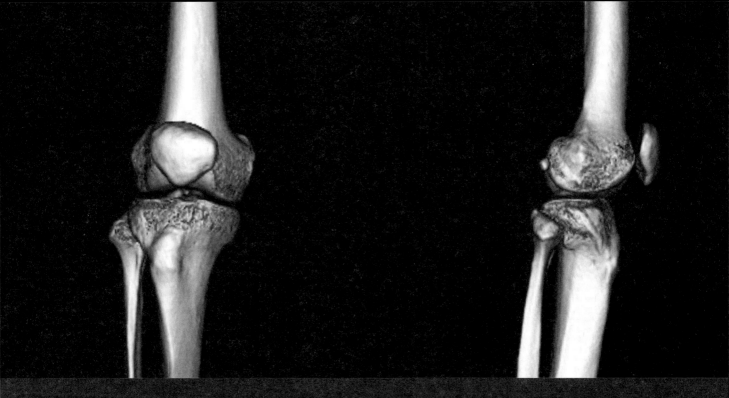

불안정한 무릎관절은 강한 인대로 인해 지탱된다. 인대가 손상되면 무릎이 지

무릎관절과 인대의 해부

무릎은 최대의 관절이다. 보행이나 운동을 할 때, 아주 중요한 역할을 한다. 모양이 다른 대퇴골과 하퇴골의 중간에 있기 때문에 불안정한 관절이지만, 역할을 수행하기 위해 많은 인대가 활약하고 있다.

정형외과의 **5** *map*

무릎관절 최대의 관절이지만 의외로 불안정한 구성

- 무릎관절은 대퇴골(허벅지 뼈)과 경골(정강이 뼈), 슬개골(무릎 그릇)로 구성되어 있다.
- 각각 뼈의 표면은 부드러운 연골로 뒤덮여 있으며 충격을 흡수하는 역할을 한다.
- 무릎 관절은 보통 허벅지와 정강이 사이를 말한다.
- 체중을 지탱하는 관절이지만, 무릎을 옆에서 보면 동그란 뼈가 평평한 뼈 위에 얹혀있는 것처럼 보인다.
- 무릎을 정면에서 보면 외반되어 있는 것을 볼 수 있다(FTA각).

† MEMO 슬개골

대퇴사두근에 붙어있는 그릇모양을 한 뼈이다. 무릎을 신전시킬 때, 그 힘을 정강이 부위에 전달하게 된다. 만약 이 그릇이 없다면 근육과 인대가 직접 뼈에 부딪혀서 끊어질 위험성이 있다. 그릇모양을 한 슬개골은 관절 부위에 위치하고 있다.

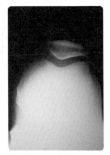

슬개골은 위에서 보면 삼각김밥 모양이다.

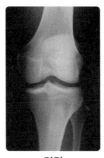 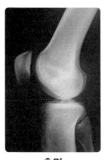

정면　　　　**측면**
　　　　　　(평평한 뼈에 둥근뼈가
　　　　　　올려져 있는 모양)

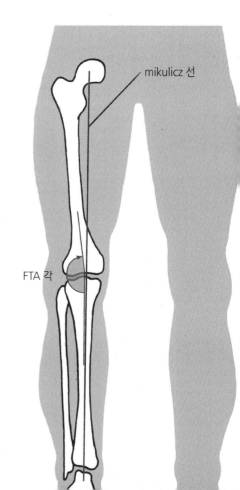

mikulicz 선

FTA 각

FTA각(femorotibial angle)
정상적인 다리는 정면에서 보면 무릎이 외반된 것을 볼 수 있다.(FTA각) 대퇴골두 중심에서 족관절 중심을 잇는 선을 mikulicz 선이라고 한다. 정상인 경우 무릎의 중앙을 통과한다.

인대의 '인'은 강인한 인

교 수: 불안정한 무릎관절을 안정시킬 수 있는 것이 있다. 그것이 바로...

(여, 남)신입: 인대!! 맞죠?

교 수: 인대는 아주 강한 힘줄이란다. 강인한 '인'자로 표현 할 정도지.

(남)신입: 무릎에는 4가지 인대가 있죠?

(여)신입: 이름도 다 비슷한 것 같아요.

교 수: 그래. 그렇지만 각자 역할이 다르단다.

(남)신입: 그렇군요. 다들 일을 열심히 하고 있군요.

† MEMO 무명의 인대와 그릇의 탈구

슬개골은 외측으로 탈구되기 쉽다. 지금까지는 수술을 할 때 뼈를 자르거나 움직여서 맞추는 방법이 많이 사용하였다. 그러나 내측슬개 인대(MPFL)인 옆으로 지나가는 인대가 주목되기 시작하였다. 현재는 MPFL을 치료함으로써 탈구를 치료하는 것이 주요 수술이 되었다.

■ 무릎 인대(뼈와 뼈를 연결)

• 무릎에는 4가지 인대가 있다.

  – ACL(anterior cruciate ligament): 전방십자인대

  – PCL(posterior cruciate ligament): 후방십자인대

  – MCL(medial collateral ligament): 내측측부인대

  – LCL(lateral collateral ligament): 외측측부인대

• 전방십자인대와 후방십자인대는 X자로 교차하고 있다.

• 그래서 십자라고 부른다.

• 내측측부인대와 외측측부인대는 무릎관절의 밖에 위치한다.

• 전방십자인대와 후방십자인대는 무릎의 전후의 움직임을 안정시키는 역할을 한다.

• 내측측부인대와 외측측부인대는 무릎의 안쪽과 바깥쪽의 움직임을 안정시키는 역할을 한다.

† MEMO 인대의 역할

각각의 인대는 구체적으로 아래와 같은 역할을 하며 무릎 전체의 움직임에 대해 지지하고 있다.

① 전방십자인대 → 전후의 움직임

② 후방십자인대 → 전후의 움직임

③ 내측 측부인대 → 내외의 움직임

④ 외측 측부인대 → 내외의 움직임

01

전방십자인대 손상

무릎의 인대단열의 경우도, 다른 부상과 같이 보존적 치료와 수술적 치료가 있다. 4가지 인대 중 어느 인대가 손상되었는지, 부분파열인지 완전파열인지, 운동을 하는 사람인지 아닌지 등 각각의 요소에 따라 치료법이 달라진다.

† MEMO 전방십자인대 손상의 비극

전방십자인대 손상은 대부분이 운동을 하면서 생기는 부상이다. 태클, 급정거, 점프할 때 손상되는 경우가 많다. 운동선수들에게 전방십자인대의 손상은 치명적이다. 이 인대손상으로 인해 은퇴하게 된 선수들이 한두 명이 아니다.

교　수: 인대가 끊어지는 손상은 즉...

(남)신입: 염좌입니다.

교　수: 염좌라고 듣고 안심하는 환자들이 많지만 사실 골절보다 성가신 경우가 많단다.

(여)신입: 왜 그런건가요?

교　수: 뼈는 붙으면 완치되는거지만 인대는 붙는 것으로 끝나지 않는다네. 인대에는 탄력이 필요하지.

(여)신입: 축구 선수들이 십자인대 손상으로 은퇴하는 기사를 자주 보는 것 같아요.

교　수: 4개의 인대 중에서 가장 중요한 것이 전방십자인대란다.

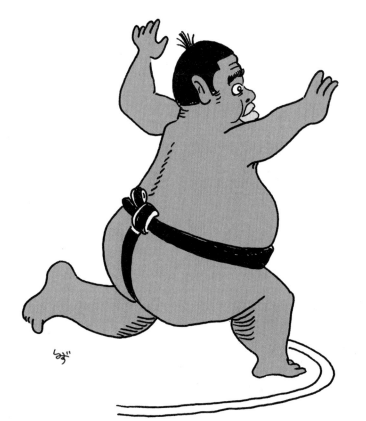

■ 전방십자인대 손상의 증상

• 인대가 끊어지면 몸을 지지하지 못하고 흔들흔들 거린다.

• 전방십자인대가 끊기면 다리를 구부린 상태에서 버티지 못한다.

• 무릎에 피가 고인다.

• 끊어진 상태에서 운동이나 일상생활을 하게 되면 정상조직(연골)도 손상을 입게 된다.

■ 전방십자인대 손상의 검사, 어떻게 진단할까?

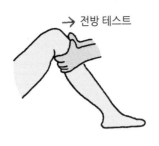
→ 전방 테스트

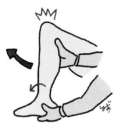
Jerk test

- 영상검사: MRI과 같은 검사로 끊어진 인대를 확인한다. X-ray로 경골 골절 시 같이 나타나는 경우도 있다.
- 도수검사: 무릎을 움직여서 전방과 회전시켰을 때의 느슨함을 확인한다.
- 무릎에 바늘을 삽입하였을 때 물이 아닌 피가 나온다. 골절되었을 때도 피가 고이지만 그 때는 기름방울이 섞인다.

(남)신입: 딱 한번의 부상으로 은퇴를 해야 한다니 운동선수들은 허무하겠네요.

(여)신입: 딱해요. 교수님 수술로 어떻게 안 되는 건가요?

교 수: 한 번 끊어지게 되면 어렵단다.

(여)신입: 왜죠?

교 수: 잘 이어지지 않기 때문이지.

(여)신입: 그걸 잘 이어지게 하면 되잖아요.

교 수: 실로 꿰매어도 잘 이어지지도 않고 다른 좋은 재료도 없단다.

(남)신입: 그러게요. 뼈에서 끊어진 인대를 어떻게 재건하나요?

■ 인대손상의 예후, 이어진다? 안 이어진다?

- 전방십자인대가 끊어지면 자연적으로 붙지 않는다(관절 내에는 혈액이 없기 때문이다).
- 관절 밖에 있는 내측측부인대, 외측측부인대는 붙을 가능성이 있다.
- 전방십자인대, 내측측부인대, 내측반월판손상이 같이 일어난 경우 unhappy triad라고 하며 예후가 나쁜 것으로 알려져 있다.
- 후방십자인대는 관절 내에 있지만 전방십자인대만큼 비중을 차지하고 있지 않다. 만약 끊어지더라도 증상이 가벼우며 불안정성도 없어 방치되는 경우도 많다.

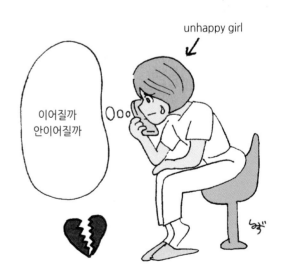
unhappy girl

이어질까
안이어질까

02

전방십자인대 손상의 수술

전방십자인대의 치료가 어려운 것은 실로 꿰매기만 하면 수술성적이 좋지 않기 때문이다. 그래서 인대를 재건하는 수술이 보통 이루어진다. 다른 부위에서 채취한 자가조직을 이용하여 수술이 이루어진다.

† MEMO 햄스트링(hamstring)이란

반건양근 등 대퇴부의 후면에 있는 근육들을 hamstring이라고 부른다. 무릎을 구부렸을 때 주로 사용되는 근육이다.

(여)신입: 전방십자인대가 끊어지면 수술을 하나요?

교　수: 인대가 끊어지더라도 일상생활은 가능하단다. 그래서 끊어진다 하더라도 모두가 수술을 하는 것은 아니지.

(남)신입: 무릎 고정하는 지지대 같은 것도 많이 있는 것 같아요.

교　수: 그것도 하나의 방법이지. 밖에서부터 감싼다 하더라도 인대는 끊어진 상태지.

(남)신입: 운동선수들은 경기에 나가지 못하면 자리를 빼앗기는 경우도 많아 빨리 수술을 하고 싶어할 것 같아요.

교　수: 인대는 잘 이어지지 않는단다. 수술도 실로 붙이는 것보다는 인대 대용을 사용하여 이루어지지.

■ 인대재건술

• 끊어진 전방십자인대를 꿰매면 다시 끊어진다. 이렇게 되면 실패한 수술이다.

• 그러므로 인대를 새롭게 만들어야 한다.

• 다른 신체 일부에서 가지고 오는 경우가 많다.

• 근육을 사용하는 STG법, 뼈와 건을 사용하는 BTB법이 있다.

• STG법은 반건양근(semi-tendinousus), 박근(gracilis)에서 채취한다 (이러한 근육을 hamstring이라고 한다).

• BTB법은 무릎그릇과 정강이를 이어주는 슬개건을 채취한다.

• 이러한 재료를 뼈에 붙이는 경우, 뼈에 터널을 만들어 뼈를 통과시킨다.

• 모든 수술은 관절경을 이용하여 하는 경우가 많다.

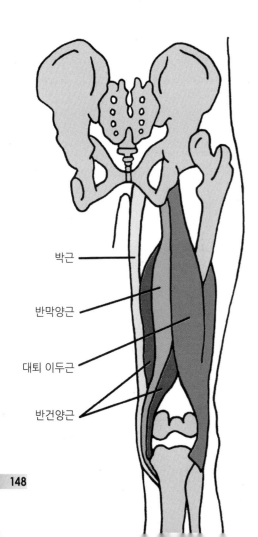

박근

반막양근

대퇴 이두근

반건양근

교　수: 인대는 원래 신축성이 있단다.

(남)신입: 고무줄 끈 같은거네요.

교　수: 그래서 인대를 적절한 장력으로 재건하는 것은 아주 어려운 일이란다. 수술을 할 때에도 조직을 그대로 사용하는 것이 아니라 약간 손을 봐야 되지.

(여)신입: 요리할 때의 tip같은 거네요.

교　수: 소중한 재료이기 때문에 채취하는 것도 사용하는 것도 소중히 해야한단다.

ACL재건술

- 수술의 흐름은 이렇다.
  ① 조직을 채취한다.
  ② 뼈에 터널을 만든다.
  ③ 터널에 인대를 통과시킨다.
  ④ 인대의 가장자리를 고정한다.

■ 근육을 사용하는 ACL재건술 – STG법

1. 인대 대용으로 반건양근과 박근을 사용한다. tendon stripper를 이용하여 건을 꺼낸다. 건은 겹쳐진 상태로 사용한다.

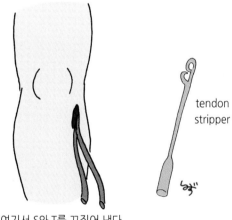

여기서 S와 T를 끄집어 낸다.

tendon stripper

2. ACL(전방십자인대)은 면밀히 말하면 2가지 방향으로 나눌 수 있다.(전 → 내측, 후→외측) 그러므로, 긴 조직을 채취하면 양방에 사용할 수 있다.

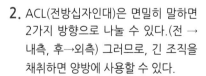

STG법은 여기서

† MEMO 거위 다리

건이 붙어있는 부분은 거위다리와 유사하여 '거위다리' 라고도 불린다.

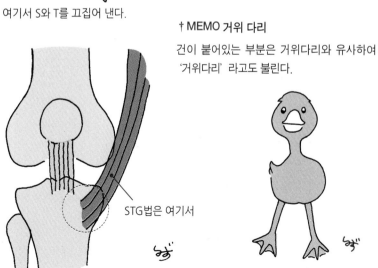

3. 채취한 조직은 기계로 늘려서 가공한 후 이식한다.

4. 경골측, 대퇴골측의 순서로 구멍을 뚫고 뼈에 터널을 만든다.

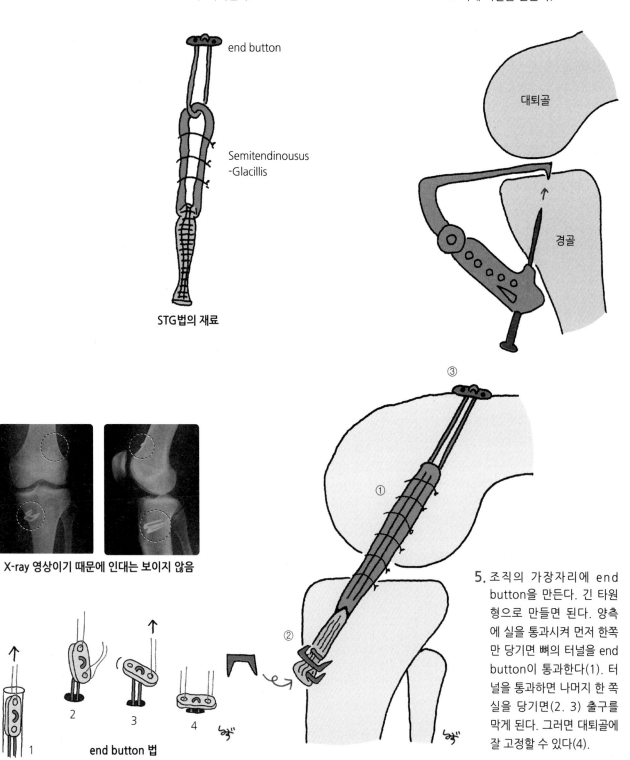

end button

Semitendinousus -Glacillis

STG법의 재료

대퇴골

경골

③

①

②

X-ray 영상이기 때문에 인대는 보이지 않음

1

2

3

4

end button 법

5. 조직의 가장자리에 end button을 만든다. 긴 타원형으로 만들면 된다. 양측에 실을 통과시켜 먼저 한쪽만 당기면 뼈의 터널을 end button이 통과한다(1). 터널을 통과하면 나머지 한 쪽 실을 당기면(2. 3) 출구를 막게 된다. 그러면 대퇴골에 잘 고정할 수 있다(4).

■ 뼈와 건을 사용하는 ACL재건술 - BTB법

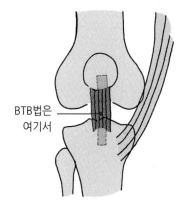

BTB법은
여기서

1. 인대 대용으로 슬개건을 이용한다. 슬개건
은 무릎 그릇과 경골을 고정하고 있다.

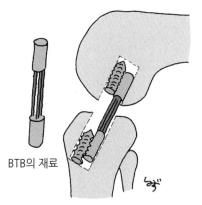

BTB의 재료

2. 뼈-건-뼈의 한 덩어리를 채취한다. 뼈의 터널을
관통시킨 후 screw로 움직이지 않도록 고정한다.

(남)신입: 2가지 방법의 차이점은 뭔가요?

교　수: 먼저 STG법은 근육에서 길고 두꺼운 조직을 채취할 수 있고, BTB법은
뼈와 뼈가 붙어서 강한 고정력을 얻을 수 있단다. 각각의 장점이 있지.

(여)신입: 반대로 단점은 어떤 것이 있나요?

교　수: 근육을 채취하면 무릎을 구부릴 때 힘이 부족하게 되지. 이것이 STG법
의 단점이야. BTB법은 무릎에 상처가 남는 것과 통증이 동반되는 경우
가 많다는 것이 단점이지.

(남)신입: end button방식은 참 기발한 것 같아요.

(여)신입: 마치 마술 같아요.

교　수: 뼈 터널의 출구는 허벅지 부위가 되는데 그곳을 메스로 자르게 되면 운
동선수들의 중요한 근육을 손상시키게 되지. 그래서 그것을 예방하기 위
해서 고안된 방법이란다.

(여)신입: 수술 후에 인대가 다시 끊어지거나 느슨해지는 위험성은 없나요?

교　수: 당연히 있지. 그래서 운동선수들의 경우 복귀하는 타이밍이 어렵단다.

(남)신입: 인대의 탄력이나 길이를 결정하는 것도 많이 어려울 것 같아요.

(여)신입: 실이 아니라 고무 같은 소재이기 때문에 더 어렵겠지.

교　수: 그뿐만 아니라 뼈에 구멍을 내는 부위를 정하는 것도 어렵단다. X-ray
를 보면서 수술은 이루어지는데 숙련된 의사의 능력이 필요하지.

(여)신입: 이제 염좌가 골절보다 성가신 이유를 알 것 같아요.

인체를 지지하는 긴 줄의 요약

수술을 하기 위해서 환부를 열면 긴 뼈 주위에 가는 줄기 같은 조직이 많이 있다. 여기서는 이러한 조직에 대해 정리해보도록 하자.

정형외과의 **6**
map

(남)신입: 뼈 주위에 생각보다 여러 조직들이 있는 것 같아요.

교　수: 옛날에는 X-ray만 있어서 정형외과에서는 뼈만 보면 되었는데 시대가 지나 MRI같은 검사들이 생기면서 진료범위가 확대되었지. 뼈 주위에 있는 조직들에 대해 그림으로 정리해보자.

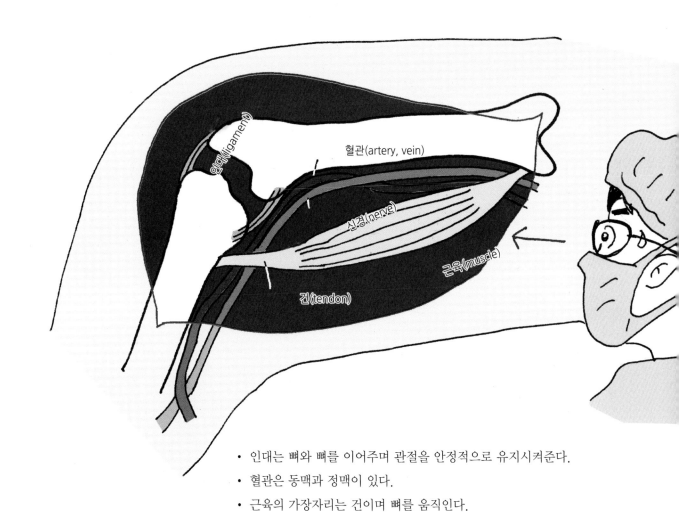

- 인대는 뼈와 뼈를 이어주며 관절을 안정적으로 유지시켜준다.
- 혈관은 동맥과 정맥이 있다.
- 근육의 가장자리는 건이며 뼈를 움직인다.
- 신경은 운동능력과 지각능력으로 나뉘어진다.

무릎 반월판의 해부

대퇴골과 경골은 표면이 연골로 씌어져 있지만 반월판은 그 사이에 있는 또 하나의 연골이다. 아주 작은 조직이지만 무릎에 실리는 체중을 분산시키는 쿠션의 역할을 한다. 하지의 안정성을 유지하기 위해 중요한 부품이다.

정형외과의 **7**
map

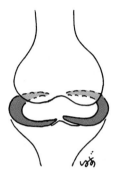

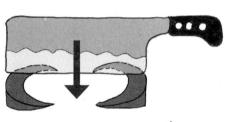

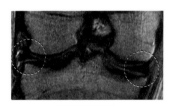

C형 모양을 하고 있으며 외측으로 갈수록 두께가 두꺼워진다. 그러므로 MRI로 검사를 하면 ▶◀이런 모양으로 보인다.

반월판의 MRI

† MEMO 연골이란?

연골이란 뼈보다 수분이 더 많이 함유되어 있는 결합조직이다. 사람에게는 3종류의 연골이 있다. 위치하는 곳은 다르지만 각각 중요한 역할을 하고 있다.
- 섬유연골: 반월판, 추간판 등
- 유리연골: 관절의 표면 등
- 탄성연골: 귀 등

(여)신입: 반월판이 뭔가요?

(남)신입: 판이니까 추간판과 같은 그런 것이 아닐까?

교　수: 음… 반월판은 무릎의 쿠션이라고 생각하면 된단다. X-ray에서는 확인이 안되지만 중요한 역할을 하지.

■ 반월판(무릎의 충격을 흡수하고 분산시킨다)

- 반월판은 내측과 외측에 하나씩 있는 연골이다.
- 방석과 같은 것이다.
- C자 모양을 하고 있다.
- 무릎에 실리는 충격을 흡수하고 분산하는 역할을 한다(걸을 때 무릎에는 체중의 2~3배 정도의 무게가 실린다).

(남)신입: 모양은 반월이라기보다는 초승달판이네요.

교　수: 반달과 같은 모양을 한 것도 있단다. 원판상 반월이라고 하며 동양인에게 많지.

(여)신입: 크기가 크면 클수록 상처도 많이 나겠네요.

■ 원판상 반월

- 반달 모양인 반월판이 있다.
- 태생적으로 반달모양이다.
- 외측에 많다.
- 동양인에게 많다.
- 일반적인 반월판에 비해서 크기가 크기 때문에 많이 걸려서 잘 끊어진다.
- 그러므로 수술을 하는 경우가 많다.

03

반월판 손상

무릎에 충격이나 비트는 힘이 걸리게 되면 반월판에 균열이 생긴다. 손상 방법은 다양하지만 증상이 진행되면 통증과 움직일 때 걸리는 느낌이 있으며 심하면 무릎이 움직이지 않는다. 또한 시간이 지나면 뼈가 변형될 수 있다. 운동선수에 있어서는 성가신 부상 중 하나이다.

(여)신입: 반월판의 부상과 인대의 부상은 다른 것인가요?

교　수: 마라톤 경기 중에 선수들이 갑자기 달리지 못하여 기권하는 경우를 본 적이 있지? 그럴 때는 대부분 반월판이 뼈 사이에 끼면서 통증을 느끼는 경우이고, 인대는 느슨해지면서 흔들흔들 거리는 느낌이란다.

(남)신입: 어느 쪽도 무릎에 있어서는 무리가 가는군요.

교　수: 인대가 안 좋으면, 반월판도 안 좋아지고 결국 관절의 연골도 나빠지지.

(여)신입: 뭔가 3형제 같은 느낌이네요.

■ 반월판 손상의 증상

- 반월판 손상의 증상에는 통증과 구부리지 못함이 있다.
- 또한 locking이라고 하는, 반월판이 뼈에 끼어서 무릎이 안 움직이는 경우도 있다.

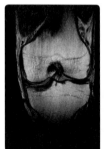 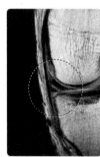

▶외 한 부분이 끊어져 있어 보인다.

■ 반월판의 손상방법

- 반월판 손상에는 여러 가지가 있다.

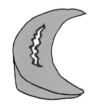 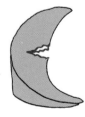 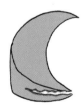

1. 세로손상:
세로로 반월판이 손상을 입음. 내측에 많다.

2. 가로손상:
가로로 반월판이 손상을 입음. 외측에 많다.

3. 수평 손상:
수평으로 반월판이 손상을 입음.

4. 손잡이 모양인 손상:
새로 모양인 균열에서 넓어진 것. locking증상이 일어나기 쉽다.

반월판 손상의 수술 = 관절경

반월판은 아주 작다. 그곳에 생긴 상처를 관찰하고 치료하기 위해서 특수한 기구가 필요하다. 그것이 관절경이다. 일본에서 개발된 관절경이 지금은 세계 곳곳에서 사용되고 있다.

04

교　수: 옛날에는 무릎을 크게 절개하여 수술을 하였지만 지금은 반월판 수술의 대부분은 관절경을 통해서 하지.

(여)신입: 내시경은 지금 여러 과에서 사용하고 있죠.

교　수: 요즘은 위, 방광, 기관지 등 신체의 여러 기관을 안전하게 카메라로 볼 수 있게 되었지.

(남)신입: 관절경은 일본에서 개발되었다면서요?

교　수: 그렇지. 내시경과 관절경은 조금 다르단다.

(남)신입: 관절경은 위와 같이 밖에서부터 구멍이 통해있지 않는 부분을 보내요.

교　수: 많은 시행착오를 겪으면서 개발되었지. 요즘은 어깨관절, 고관절 등 여러 관절에서 관절경이 이용되고 있지만, 그 시작은 무릎 관절경이라고 볼 수 있지.

(남)신입: 무릎은 keloid의 호발부위 이기도 하죠?

(여)신입: 젊은 운동 선수들이 많으니 되도록 수술자국을 작고 눈에 띄지 않게 하는 것이 좋죠.

교　수: 관절경은 치료뿐 아니라 검사도 시행할 수 있지. MRI도 있지만 반월판의 손상은 아주 작기 때문에 영상에서는 볼 수 없는 경우가 많단다. 반면 관절경은 직접 손상부위를 확인 할 수 있어 아주 확실한 방법이라고 할 수 있지.

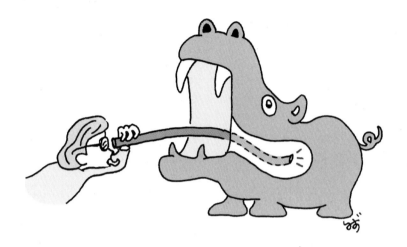

† MEMO 관절경[1]은 일본이 만들었다.

1922년 일본인 高木憲次(타카기 겐지)가 개발, 그의 뒤를 이어 1959년, 일본인 渡辺正毅(와타나베 마사키)가 개량을 거듭하여, 1962년 세계최초로 반월판(반달판막)[2] 수술에 성공했다((渡辺式21호(와타나베 식21호 관절경)로 유명). 그 후, 관절경은 전 세계적으로 퍼져 나가게 된다.

† MEMO Keloid

반흔(흉터)부위가 딱딱해지고 붉게 부풀어 오르며 처음 상처부위와 비교해서 크기가 커지는 것을 말한다. 무릎, 어깨, 흉부에 많이 나타난다.

---

1) 관절강내의 변화를 직접 관찰하거나 사진으로 촬영하는 장치.
2) 허파동맥판막과 대동맥판막을 통칭하여 부르는 용어

관절경의 구조

관절경의 카메라는 끝은 사선으로 되어있다. 이것을 돌려서 여러 각도의 관절을 볼 수 있다. 무릎 안에 지속적으로 물을 주입하여야 하기 때문에 급수와 배수관이 관절경에 부착되어있다.

■ 관절경의 수술법

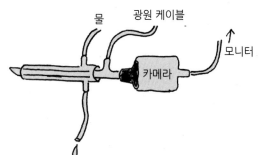

1. 카메라를 조립한다(전원,광원, 배수관을 연결한다) 모니터의 화면을 확인한다.

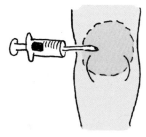

2. 관절에 물을 주사하여 관절을 부풀린다. 물은 지속적으로 관절 안에 흐르도록 한다.

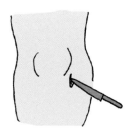

3. 관절경을 넣는 구멍과 가위 등을 넣는 구멍을 피부에 절개한다.

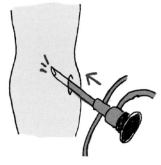

4. 절개부위를 통해 카메라를 삽입하여 관절까지 넣는다.

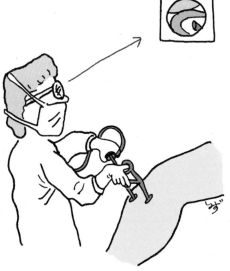

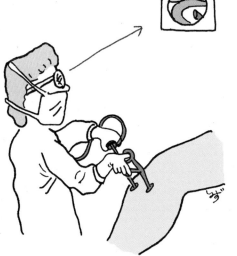

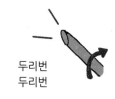

두리번
두리번

6. 모니터를 보면서 카메라와 가위를 조작한다.

5. probe도 삽입한다.

(여)신입: 그나저나 절단된 반월판은 어떻게 치료하나요?

교　수: 예전에는 메스로 크게 절개하여 반월판을 다 꺼냈었지.

(남)신입: 쿠션 역할을 해주는 반월판을 다 꺼내면 그건 조금 그렇지 않나요?

교　수: 그렇지. 그래서 반월판을 부분적으로 제거하거나 모양을 조정해주는 방법으로 바뀌었지.

(여)신입: 미용실에서 머리를 자르는 느낌과 비슷하네요.

교　수: 세밀하게 할 수 있는 것도 모두 관절경 덕분이란다.

반월판 절제술(반월판 부분절제술)

이전에는 반월판을 모두 제거하는 수술이 이루어졌다. 그러나 요즘은 관절경을 사용하는 수술이 주류이다. 관절경 덕분에 검사 및 수술을 한번에 해결할 수 있게 되었다.

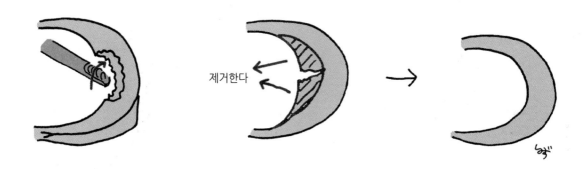

제거한다

■ 반월판 부분절제술의 수술법

• 모니터 화면을 보면서 관절경을 삽입하여 관절의 안을 순서대로 관찰한다(인대, 연골, 활막의 염증을 확인). 그 후 반월판을 정돈한다.

무릎

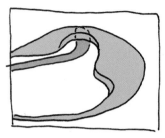

1. 반월판의 상처를 발견하여 probe를 통해 반월판을 관찰한다.

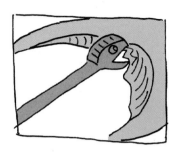

2. shaver, 가위 등의 도구를 사용하여 반월판을 이쁘게 성형을 한다.

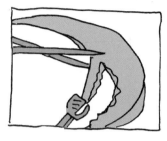

3. 가위를 사용한다.

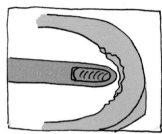

4. shaver를 사용한다.

† MEMO 관절경 수술의 도구들

관절경의 구멍은 작다. 좁은 공간에서 원활하고 안전하게 수술을 하기 위해서 많은 도구들이 개발되었다. probe, 가위, 펀치, shaver, abrader, grasper, pusher 등 여러 도구들을 사용한다.

(남)신입: 수술 흉터는 아주 작겠네요.

교 수: 관절경의 작은 구멍이 2~3개라고 생각하면 되지.

(여)신입: 젊은 여성 환자분들도 많으니 관절경을 적극 사용해야겠네요.

반월판 봉합술

반월판은 혈액이 부족한 조직이다. 그래서 뼈와 같이 서로 붙을 가능성이 희박하다. 그러므로 실로 봉합하는 수술은 혈류량이 보장되는 반월판의 바깥부분에서만 이루어진다.

(남)신입: 실로 봉합은 안 하나요?

교 수: 거의 그럴 일이 없지.

(여)신입: 이유는 뭔가요?

교 수: 무릎관절은 혈액순환이 나쁘기 때문이란다.

(남)신입: 대퇴골경부도 혈액이 없어서 인공골두로 치환시켰었죠.

(여)신입: 전방십자인대도 잘 붙지 않았어요.

(남)신입: 만약에 봉합을 한다면 어떤 case인가요?

교 수: 피가 잘 공급되는 부분이 있지. 바로 반월판의 가장자리(외측)가 그렇단다.

■ 반월판의 혈액순환

- 관절 안에는 피가 흐르지 않는다.
- 혈관이 지나가는 곳은 반월판의 바깥 1/3 부위이다.
- 이 부분은 영양상태도 좋으며 끊어진 상처도 이어주면 회복 가능성이 있다.
- 다른 부분(내측)은 상처 회복이 느리다(부분절제가 좋다).

■ 반월판 봉합술

- 반월판 외측의 손상에 한하여 시행한다.
- 2가지 방법이 있다. inside-out(관절의 내측에서 외측으로 실을 내보내서 외측에서 묶는다), outside-in(관절의 외측에서 내측으로 실을 보내서 내측에서 묶는다).

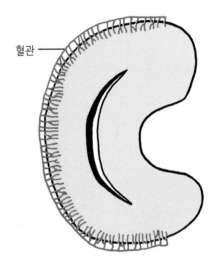

혈관

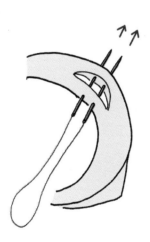

inside-out
(관절의 내측에서 외측으로 실을 내보내서 외측에서 묶는다)

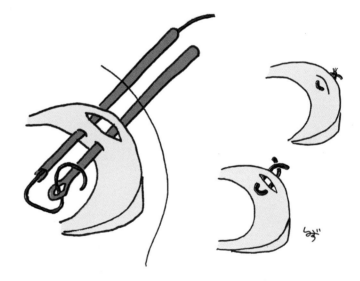

outside-in
(관절의 외측에서 내측으로 실을 보내서 내측에서 묶는다)

영어도 조금

교　수: 옛날 의사들은 손으로 독일어를 쓰면서 챠트를 남겼었지.

(여)신입: 어릴 때 의사들이 못 알아보는 글씨로 써 내려가는 모습이 멋있게 보였었죠.

교　수: 그러나 지금은 영어 시대란다.

(남)신입: 의사들도 한국어와 영어를 섞어서 사용하죠 요즘은...

(여)신입: 약어가 여기저기 난발되는 상황에서는 참 당황스러운 것 같아요.

교　수: 단어들이 길면 약어가 편해서 그렇지... 그러나 full term도 모르고 사용하는 것은 안 된단다.

(여)신입: 한국어도 아직 서툰 것 같은데 영어까지 하려니 머리가 아프네요.

교　수: 그건 그렇지.

(남)신입: 우리한테 완벽한 영어를 기대하는 건 너무한 것 같아요.

교　수: 아무튼 자신이 할 수 있을 만큼 노력하는 것이 필요하단다. 음... 최소한 이 정도는 꼭 외웠으면 하는데... anterior = 전, posterior = 후 이것만은 꼭 외우도록!!

(여)신입: 이 단어가 많이 중요한가요?

교　수: ACL이라고 하면 전방을 뜻하는구나라고 알 수 있지. PLIF나 OPLL, PCL 등의 단어들을 들었을 때 후방 쪽과 관계가 있겠구나 상상을 할 수 있지. 이것만 알아도 많은 부분이 보인단다.

(여)신입: 와~ 진짜 두 단어만 외웠는데도 많은 것을 알 수 있는 것 같아요.

† MEMO mund therapy

mund는 독일어로 입, therapy는 영어로 치료이다. 입의 치료, 즉 informed consent와 같은 말이다. 의사들이 쓰는 용어에는 독일어+영어와 같은 다른 언어를 섞어서 사용하기도 한다.

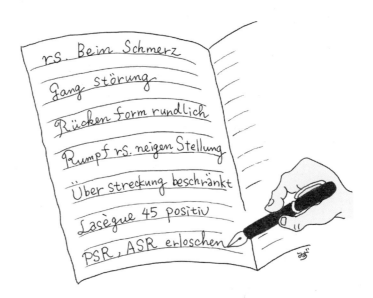

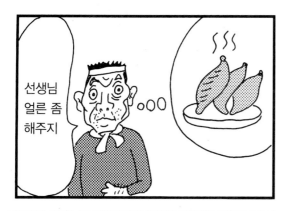

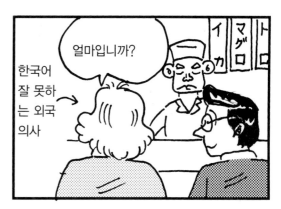

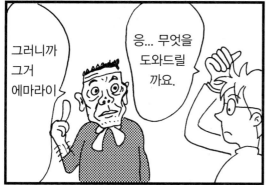

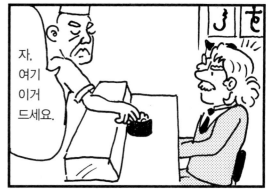

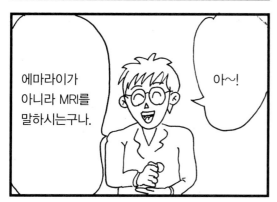

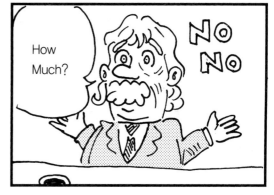

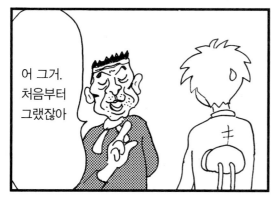

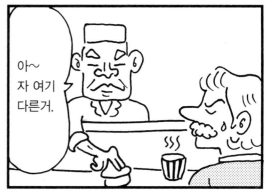

05

변형성 슬관절증

나이가 들면 관절이 상하는 병을 변형성 관절증이라고 한다. 전신의 관절에서 일어날 수 있지만 그 중에서도 가장 많은 환자들이 병원에 오는 원인이 변형성 슬관절증이다. 무릎에 물이 차거나, 계단 오르내리기가 힘들거나 O형으로 다리가 휘는 등의 증상이 나타난다.

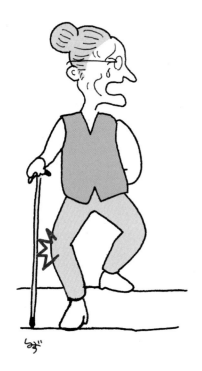

교　　수: 관절이란 이어주는 역할을 하는 것이란다. 오랫동안 그 역할을 수행하다 보면 점점 낡아지지.

(남)신입: 잘 만든 다리라도 시간이 지나면 금속의 노화로 붕괴하죠.

(여)신입: 변형성 관절증은 노화라고 생각해도 되는 건가요?

교　　수: 세월의 산물이라고 해야 하나.

(남)신입: 여성에게 더 많이 나타난다고 들었어요.

(여)신입: 지팡이를 든 할머니들이 O형으로 휜 다리로 열심히 걷고 있는 모습을 많이 본 것 같아요.

■ 변형성 슬관절증이란?

- 슬관절의 연골이 변형된 병이다.
- 상처받은 연골이 벗겨져 뼈와 뼈가 직접 닿으면서 통증을 유발된다.
- 40세 이상의 여성에서 많이 나타난다.
- 내측이 변형되는 경우가 많다.

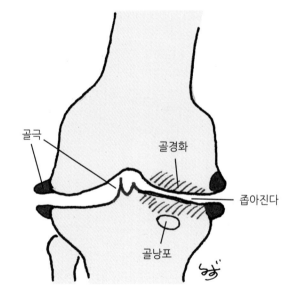

변형성 슬관절증

■ 변형성 슬관절증의 영상

- 관절이 좁아진다. 대퇴골과 경골 사이가 좁아진다.
- 뼈가 단단해 진다(골경화). 연골의 끈질김이 사라지면 체중을 분산시키지 못하고, 뼈는 점점 딱딱해진다.
- X-ray에서는 뼈는 하얗게 나타난다.
- 뼈에 융기가 생긴다(골극).
- 뼈에 구멍이 생긴다(골낭포).
- 연골은 X-ray상에 나타나지 않는다. 그러나 뼈가 무너지면 X-ray에 나타난다.

■ 변형성 슬관절증의 증상

- 무릎이 아프고 계단 보행 시 특히, 내려올 때 아프다.
- 무릎이 굽어지지 않고 꿇을 수 없다.
- 무릎에 물이 고인다.
- 무릎의 변형이 심해지면 내측에 변형이 많이 일어난다. 내반 (O형 다리) 된다.
- 류마티스로 인해서 무릎이 변형될 수 있지만 이는 변형성 슬관절증과 비교하면 내측과 외측 양쪽에서 좁아지며 뼈의 융기가 적고 외반되는 경우가 많다.

■ 관절액

• 무릎의 물은 히알루론산과 황산 콘드로이틴으로, 끈적이는 성분으로 구성되어 있다.

• 무릎의 관절에는 관절포라고 불리는 봉지가 있으며 물은 관절포의 내측인 활막에서 분비되고 있다.

• 정상이면 아주 소량이다.

• 그러나 연골이 손상되면 활막을 자극하여 염증이 생긴다. 그러면 물이 많이 분비된다. 그것이 관절에 축적되어 흡수되는 속도를 능가하게 되면 무릎은 물에 빠지게 된다.

• 변형성 슬관절증의 경우 끈끈한 노란색 투명한 물이며, 류마티스의 경우 미끌미끌한 탁한 물이다(백혈구가 많기 때문).

(여)신입: 물을 빼는 것은 좋은 건가요? 한 번 뽑기 시작하면 계속 뽑아야 한다고 싫어하는 환자분도 계시다던데.

교　수: 물을 뽑든 뽑지 않든 병이 진행되면 물은 차는 법이지.

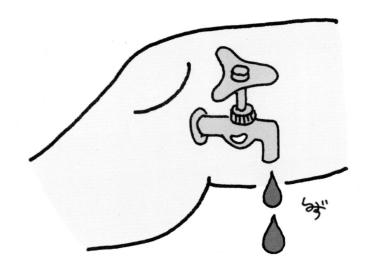

변형성 슬관절증의 보존적 치료

- 관절에 히알루론산을 주사하면 윤활유가 되어 효과적이다. 그러나 효과는 일시적이며 연골은 원래 상태로는 돌아오지 않는다.
- 통증이 심한 경우 steroid를 투약한다. 그러나 steroid에는 관절을 파괴하는 부작용이 있다.
- 체중을 감량하고 무거운 것을 들지 않고 무릎을 최대한 아끼는 생활 습관을 들여야 한다.
- 허벅지 근육을 강화시킨다.
- 발바닥에 판을 넣어서 체중의 축을 바꾼다.

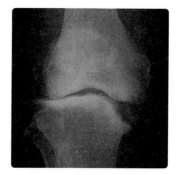

**몇 년 동안 스테로이드 주사를
투약해 온 X-ray 영상**

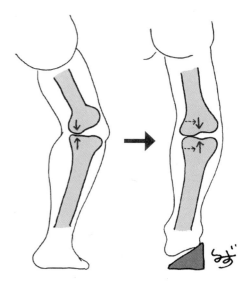

변형성 슬관절증의 족저판
(중심이 이동 됨)

06

변형성 슬관절증의 수술

신체의 무게가 실리는 무릎은 병이 생기기 쉽다. 히알루론산의 주사로 증상이 좋아지지 않으면 최종적으로 금속을 치환하는 수술이 이루어진다.

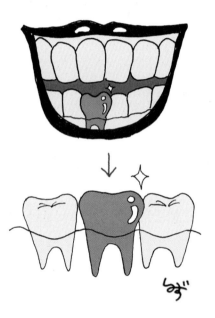

교　수: 인공관절치환술은 여러 관절에서 이루어지지만 무릎이 제일 많지.

(여)신입: 이 수술은 마치 충치를 금니로 때우는 것과 비슷한 것 같아요.

교　수: 이 수술에서 중요한 것은 설계도란다.

(남)신입: 설계도요?

교　수: 인공관절의 사이즈는 mm단위로 이루어지기 때문에 수술 전에 계획을 잘 짜야한단다.

(여)신입: 그러고 보니 정형외과의사가 각도와 길이를 측정하는 모습을 본적이 있는 것 같아요.

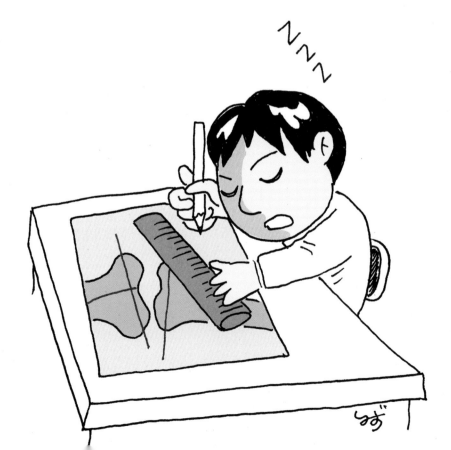

슬관절전치환술
(TKA; total knee arthroplasty)

- 변형된 슬관절을 인공 관절로 바꾸는 수술이다.
- 대퇴골과 경골, 슬개골, 연골을 잘라내어 그 크기와 딱 맞게 제작한 금속을 씌운다.
- 금속의 크기와 뼈를 절단하는 길이는 수술 전에 정해야 한다.

†MEMO 인공 슬관절의 구성품

① 대퇴골의 부품 ② 경골의 부품 ③ 두 뼈의 사이의 부품 으로 구성된다. 뼈와 연골의 부품으로 각각 대용된다.

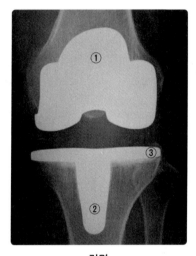

정면

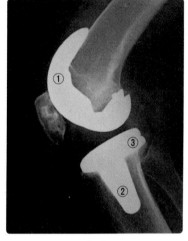

측면

■ 슬관절전치환술의 수술법

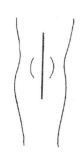

1. 무릎 전면을 절개한다.

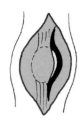

2. 슬개골 내측에 따라서 관절포를 절개한다.

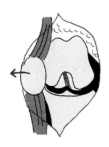

3. 무릎을 구부려서 슬개골을 뒤집고 관절을 관찰한다.

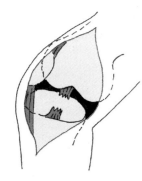

4. 뼈의 융기부분을 도려내어 반월판과 전방십자인대도 도려낸다.

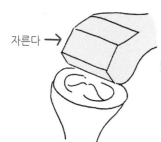

자른다 →

5. 대퇴골을 금속모양에 맞추어 잘라낸다.

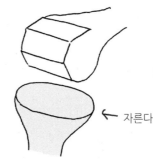

← 자른다

6. 경골을 금속모양에 맞추어 잘라낸다.

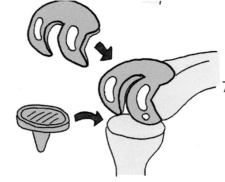

7. 대퇴골에 금속을 씌우고 경골에도 금속을 씌운다.

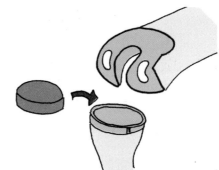

8. insert(연골의 대용)를 끼운다.

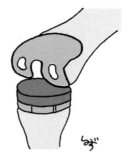

9. 수술 끝!

*전방십자인대는 끊어버린다. 후방십자인대는 끊는 방법과 남기는 방법이 있다

(남)신입: 교수님. 이 수술의 수술명은 왜 전치환술인건가요?

교　수: 내측과 외측 양쪽을 바꾸기 때문에 전치환술이라고 하지. TKA의 T는 total을 의미하는 T란다.

(남)신입: 전치환술 말고도 혹시 있나요?

교　수: 한쪽만 하는 수술도 있단다.

단과형 인공 관절 치환술(UKA)

- TKA는 내측과 양측을 치환하지만 둘 중 하나가 정상인 경우 한쪽만 치환하는 방법이 있다. 이것을 UKA라고 한다.
- 절개는 한쪽만 한다. 슬개골을 뒤집지 않고 TKA의 수술방법을 한쪽만 시행한다.
- 인대도 그대로 살린다.

교　수: 그러고 보니 인공관절을 사용하지 않는 수술방법도 있단다.

(남)신입: TKA와 비교하면 어떻게 다른가요?

교　수: 단점도 있지만 적응증만 맞으면 어느 수술법이나 좋은 방법이라고 할 수 있지

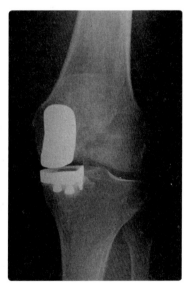

UKA
(내측만 인공관절)

† MEMO 슬관절 전치환술:
TKA; total knee arthroplasty

단과형 인공관절 치환술: UKA;
unicompartment knee arthroplasty
고위경골 절골술: high tibial osteotomy

근위 경골 절골술(high tibial osteotomy)

- 경골을 절단하여 체중의 중심을 바꾸는 방법이다.
- 적응증은 UKA와 같이 한쪽만 변형이 있으며 젊고 운동을 많이 하는 환자이다.
- 인공관절과 비교하여 아래와 같은 단점이 있다.
  - 뼈 절단의 각도를 결정하기 어렵다.
  - 뼈가 붙기까지 시간이 오래 걸린다.
  - 입원기간이 길어진다.
  - 비골을 절단해야 한다.
  - 장기적으로 보았을 때 환부 상태는 점점 나빠진다.
- 골절단의 방법에는 여러 방법이 있으며 단점을 해소하기 위해 다양하게 시행된다.

■ 근위 경골 절골술의 수술 방법

① 비골 근위부의 골간단에서 둥글게 절단한다.
② 비골을 절단한다.
③ 무릎의 변형을 교정한다.
④ 외반시킨 후 고정한다.
⑤ 수술 끝!

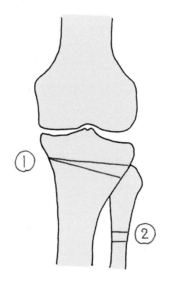
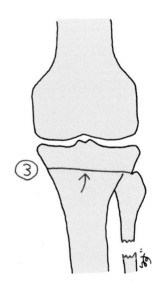

정형외과에는 오늘도 많은 환자들이 방문한다

(남)신입: 정형외과의 외래는 어느 병원이든 환자들이 많은 것 같아요.

교　수: 허리가 아프다거나 다리에 쥐가 난다거나 통증이 심하다는 등 많은 환자들이 내원하지.

(남)신입: 남녀노소 할 것 없이 정형외과에는 많은 분들이 오시네요.

교　수: 상상도 못할 환자들이 올 때도 있지.

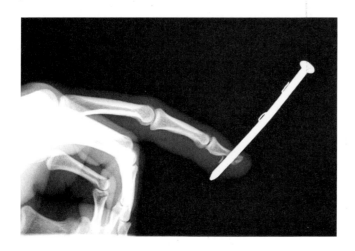 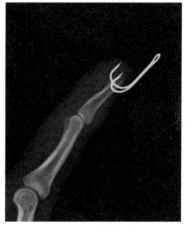

(여)신입: (위의 사진을 보고)아－ 아프겠다.

교　수: 못이나 낚시 바늘이면 그나마 아직 괜찮지만 총알이라든지 멧돼지 뿔이라든지 그런 경우도 있단다.

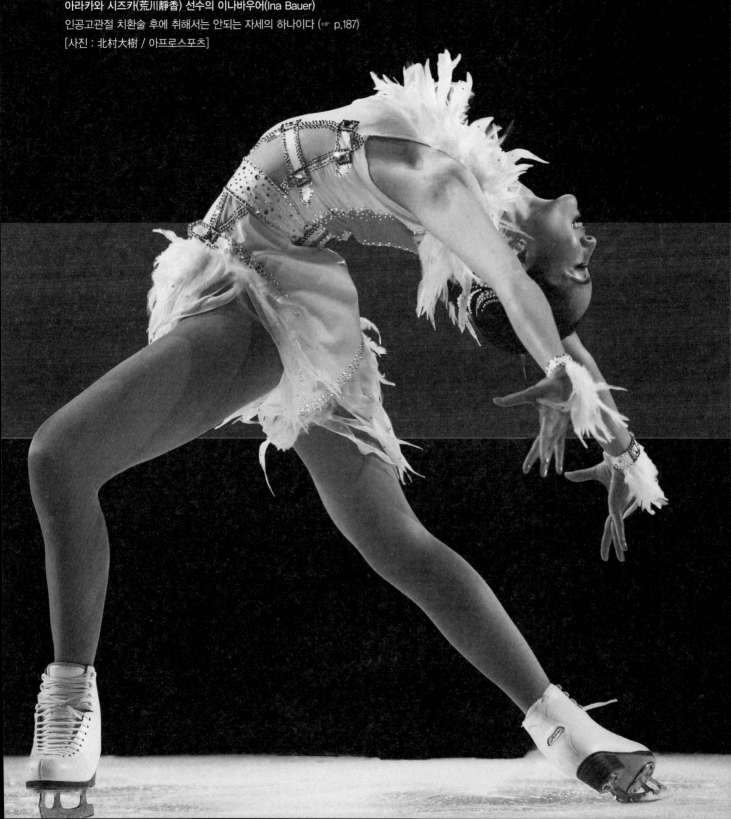

아라카와 시즈카(荒川靜香) 선수의 이나바우어(Ina Bauer)
인공고관절 치환술 후에 취해서는 안되는 자세의 하나이다 (☞ p.187)
[사진 : 北村大樹 / 아프로스포츠]

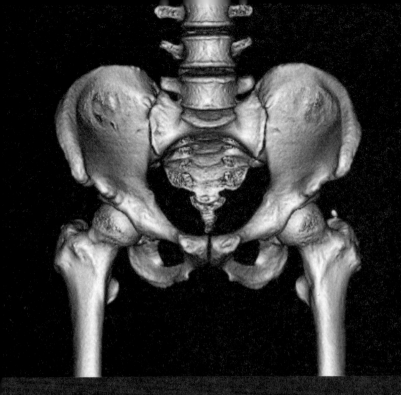
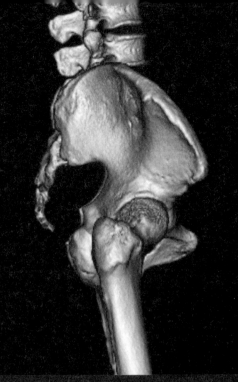

고관절

고관절은 보행 시 지탱해주는 중요한 관절이다. 무릎과는 해부학도 많이 다르다. 대퇴골의 둥근 머리 부분을 둥근 구멍이 잘 감싸 안아주는 안정된 구조로 이루어져 있다.

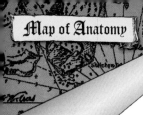

고관절의 해부

정형외과의 **8**
map

교　수: 이번에는 대퇴골 경부 골절보다 조금 더 위에 위치한 구조를 공부하겠다.

(남)신입: 고관절이군요.

(여)신입: 무릎하고도 또 많이 다르겠군요.

(남)신입: 깊은 곳에 위치하고 있으니까 주사 같은 것도 많이 어렵겠네요.

교　수: 그래도 무릎과 다르게 다양한 방향으로 움직이게 할 수 있지.

(남)신입: 해부도 무릎하고는 많이 다른 것 같다. 둥근 공과 둥근 받침 접시가 있지.

(여)신입: 무릎에 비해서 안정적인 구조를 하고 있는 것 같아요.

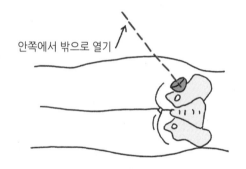

안쪽에서 밖으로 열기

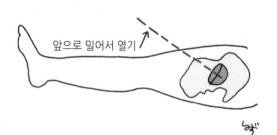

앞으로 밀어서 열기

- 고관절은 대퇴부에 붙어있는 관절이다.
- 대퇴골과 골반으로 구성된다.
- 골반에는 둥근 홈이 있다. 반구의 모양은 한 구멍이다.
  이를 구개(acetabular roof)라고 한다.
- 구개와 대퇴골 경부는 몸의 축에서부터 약간 비스듬하게 위치하고 있다.
  이 각도가 수술을 할 때 중요하다.

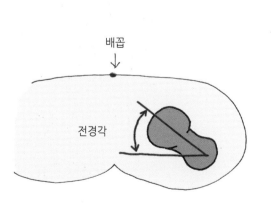

배꼽

전경각

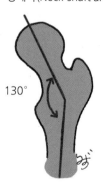

경체각(Neck-shaft angle)

130°

대퇴골 경부는 정면에서부터 보면... 안쪽으로 기울어져있다.

변형성 고관절증

고관절은 안정적인 구성이지만 한번 탈구나 변형이 일어나 방치하게 되면 변형성 고관절증으로 악화된다. 초기에는 증상이 잘 나타나지 않으니 조기발견과 예방이 중요하다.

01

(여)신입: 무릎과 마찬가지로 고관절도 변형이 되는군요.

교　수: 직립동물의 숙명이라고 할 수 있지.

(남)신입: 하지의 관절에는 계속적으로 무게가 실리니까요.

교　수: 특히 고관절은 체중보다 더한 무게가 실린다고 하지.

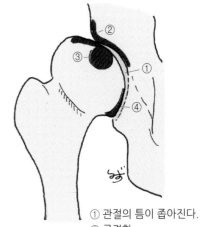

① 관절의 틈이 좁아진다.
② 골경화
③ 골낭포가 생긴다.
④ 뼈의 둑(堤)이 생긴다.

■ 변형성 고관절증이란?

- 고관절의 연골이 변형되는 질환이다.
- 40세 이상의 여성에서 많다.
- 대퇴골두는 계란이고 구개를 껍질이라고 가정한다. 매끄럽게 움직이던 둘이 점점 상처가 나며 변형이 된다.

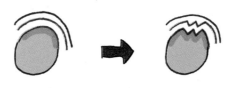

■ 변형성 고관절증의 영상

- 관절이 좁아진다.
- 대퇴골과 골반의 사이가 좁아진다.
- 대퇴골의 골두가 무너진다(편평화).
- 뼈가 딱딱해진다(골경화).
- X-ray검사에서 뼈는 하얗게 나온다.
- 뼈에 융기가 생긴다(골극).
- 뼈에 구멍이 생긴다(골낭포).

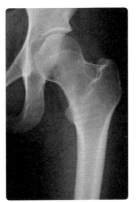

정상

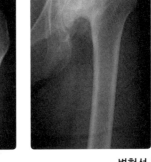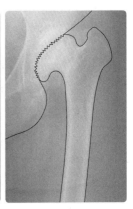

변형성 고관절증
골두와 구개가 변형되어 있음

■ 변형성 고관절증의 증상

- 고관절이 아프다.
- 고관절이 움직이지 않는다.
- 꿇어 앉을 수 없다.
- 고관절이 변형된다.
- 다리가 짧아진다.
- 허벅지와 둔부의 근육이 빠진다.

■ 변형성 고관절증의 원인

- 원인 없는 1차성 변형성 고관절증과 원인이 있는 2차성 변형성 고관절증이 있다.
- 80% 이상이 2차성이며, 대부분 어릴 때 고관절장애(선천성 고관절 탈구, 구개형성부전, Perthes disease)의 후유증이다.

왜 탈구가 되면 변형이 쉽게 일어나는가?

- 고관절은 보통 체중의 3배에 가까운 무게가 실린다.
- 탈구가 있거나, 구개와 골두가 잘 맞물리지 않을 때(계란과 껍질의 접촉면적이 적어짐) 체중이 더 가중된다.
- 또한 구개의 경사가 급하면 고관절에 불규칙한 힘이 실린다(전단력).
- 이러한 결과들로 골두가 무너지게 된다.

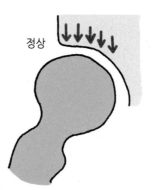

정상

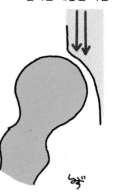

접촉면적이 적으면
실리는 체중은 커진다.

(남)신입: 뼈의 변형은 참 무서운 것 같아요. 초기증상이 없을 때부터 조금씩 변화되어 가는군요.

교   수: 공부도 조금씩 매일매일 하게 되면 똑똑해진단다. 티끌 모아 태산이란 말도 있지.

(여)신입: 참 신기한데 시험만 끝나면 머리에 들었던 것이 다 날아가죠.

■ 선천성 고관절 탈구(발달성 고관절 이형성증)

- 변형성 고관절증의 대부분은 어릴 때의 탈구와 변형이 원인으로 여겨지고 있다. 태어날 때부터가 장애가 있는 것이 아니라 생후 잘못된 자세로 인해 발병됨으로 발달성 고관절 이형성증이라고도 불린다.
- 장비를 이용한 치료가 기본적이지만 가끔 수술도 한다.

(남)신입: 고관절은 정형외과의 main이었다면서요?

교   수: 그렇지. 정형외과(orthopedics)의 어원도 소아의 변형을 교정한다는 뜻이지. 즉 소아의 뼈의 질병이야 말로 정형외과의 중심이었지. 그 중에서도 선천성 고관절 탈구는 대표적인 질병이었단다.

(여)신입: 지금은 검진 덕분에 조기발견이 가능해진거군요.

교   수: 하지만 발견이 안된 경우 변형이 진행되면 치료가 어렵단다. 큰 관절이기 때문에 수술 규모도 커지게 된지.

(남)신입: 애기 때 정기 검진에서 걸러지지 않으면 몇 십년 방치되는군요.

† MEMO 파브릭(Pavlik) 보장구

미국의 파브릭에 의해서 개발되었다. 독일어로 가죽끈 = riemen, 등자(말에 올라탈 때 발판) = bugel 을 합쳐서 riemen bugel이라고도 한다.

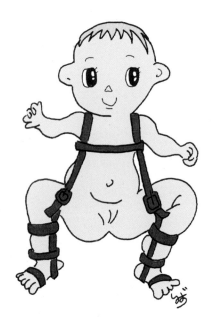

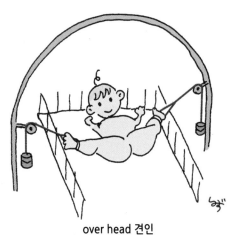

over head 견인

■ 선천성 고관절 탈구의 진단과 치료

• 소아 건강 검진에서 발견되는 경우가 많다.

• X-ray검사로 골두의 탈구여부와 구개형성부전 여부를 진단한다.

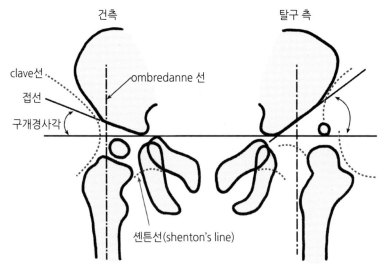

선천성 고관절 탈구의 X-ray
탈구되면 calve선, shenton's선이 흐트러진다.

• 탈구된 고관절은 움직이면 소리가 난다.

• 치료는 보장구를 사용한다(파브릭(pavlik) 보장구).

• 외전상태로 고정한다.

• 탈구되어 시간이 지나면 입원하여 over head 견인을 해야 한다.

변형성 고관절증의 수술

고관절의 변형은 골두 뿐 아니라 구개에도 영향을 미친다. 최종적으로는 무릎과 같이 변형된 부분을 양측(골두, 구개) 모두를 금속으로 치환하는 수술이 이루어진다.

02

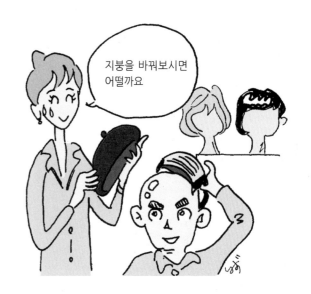

(남)신입: 인공 고관절과 인공 골두는 다른 것인가요?

교　　수: 대퇴골 경부 골절은 지붕(구개)과 관계가 없지만 변형성 고관절증은 지붕까지 교환을 해야 한다는 차이지.

(여)신입: 그래서 이것도 전치환술이겠군요.

(남)신입: 경부 골절이라 해도 지붕(구개)까지 치환하는 경우도 있다고 하던데요.

교　　수: 젊은 사람의 경우 그렇단다. 인공 골두로 오랫동안 생활하는 환자인 경우 인공 골두로 인해 지붕이 손상되는 경우가 많지. 그래서 고관절 전치환술을 시행한단다.

고관절 전치환술
(THA; total hip arthroplasty)

- 변형된 고관절을 인공 고관절로 바꾸는 수술이다.
- 금속의 크기와 뼈를 자르는 길이 등 수술 전에 미리 정한다.
- 인공고관절의 구조는 크게 나누면 4가지로 구성된다.
  ① cup(구개의 대용이 되는 지붕)
  ② stem(대퇴골의 축이 되는 부분)
  ③ 골두(stem에 씌우는 공)
  ④ insert(골두와 cup의 틈을 채워주는 것)

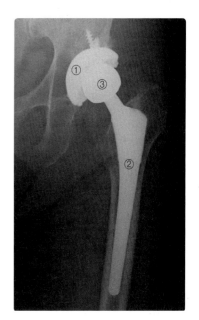

인공고관절 치환술(THA)

고관절

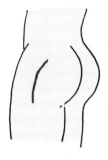

1. 환자를 옆으로 눕히고 둔부에서부터 대퇴부를 절개한다.

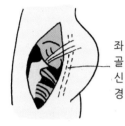

좌골신경

2. 근막과근육을 절개하여 관절을 꺼낸다.

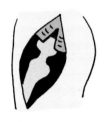

3. 관절의 봉지인 관절포를 절개하면 대퇴골 골두가 보인다.

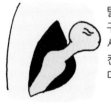

탈구시킨다

4. 대퇴골을 탈구시켜 꺼낸다.

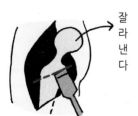

잘라낸다

5. 대퇴골의 경부와 골두를 잘라낸다.

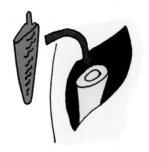

6. stem을 남은 대퇴골의 중심을 통과하게끔 박는다.

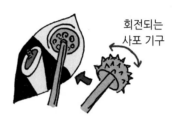

회전되는 사포 기구

7. 변형된 구개를 둥근 모양으로 깎는다.

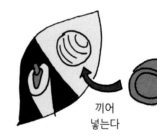

끼어 넣는다

8. 금속을 깎은 홈에 넣는다.

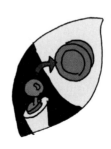

9. 금속의 인공골두를 고정시킨다.

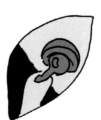
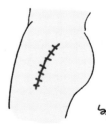

10. 수술종료!

고관절의 수술법에는 여러가지가 있다

(남)신입: THA 수술을 한 후 외전 베개를 사용하죠? 인공골두 수술 후와 마찬가지로.

(여)신입: 도중까지는 같은 수술법이니까 그렇겠네요.

교　수: 베개가 필요 없는 수술도 있단다.

(여)신입: 그러면 수술 후 간호하기 많이 편할 것 같아요.

교　수: 전면에서부터 진입하는 방법(DAA법)을 사용하면 근육을 절단하지 않지. 그러므로 탈구의 위험도 많이 줄일 수 있단다.

(남)신입: 고관절은 깊은 곳에 위치하고 있어서 여러 방법으로 접근할 수 있겠네요.

교　수: 방법이 많이 있기 때문에 담당간호사는 자신의 환자가 어떤 방법으로 수술을 하였는지 꼭 알아야 한단다.

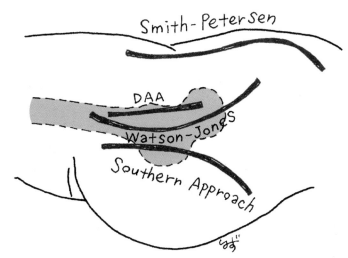

그림 여러 가지 진입법
일반적으로 후방으로 진입하는 방법(southern approach) 외에도 여러 방법이 있다. 전방에서 진입하는 방법으로 Smith-Petersen, DAA(direct anterior approach), 옆에서 진입하는 방법으로 Watson-Jones 이 있다.

(여)신입: 후방에서부터 진입하는 방법으로 수술을 하였을 때, 굴곡시키면 탈구가 되니까 금기가 맞죠?

교　수: 그렇단다. 반대로 전방에서 진입하는 DAA 로 수술을 하면 신전을 시키면 안되지.

(남)신입: 볼링공을 던진 후의 자세는 고관절을 신전시키는 자세니까 주의가 필요하겠네요.

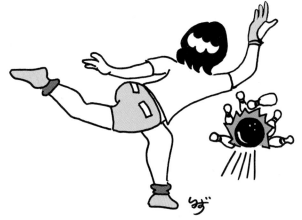

고관절의 뼈 성형술?

03

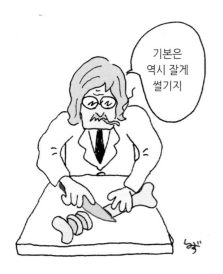

기본은
역시 잘게
썰기지

(여)신입: 무릎에서도 뼈를 깎는 골절술(osteotomy)이 있었습니다. 고관절
에도 혹시 있나요?

교　　수: 그럼 당연히 있지. 여기서 몇 가지 방법을 정리해보자.

■ **고관절에는 여러 가지 수술법이 있다.**

• 구개와 골두의 관계를 개선시키기 위해 이루어진다.

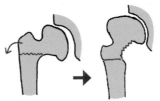

1. 외반절골술: 골두를 외측으
로 이동시킨다.

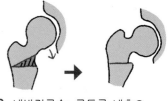

2. 내반절골술: 골두를 내측으
로 이동시킨다.

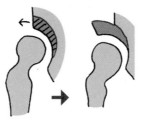

3. RAO(관골구회전절골술): 구개
를 회전시켜서 지붕을 만든다.

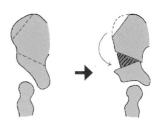

4. salter 수술법: 지붕을 내린다.

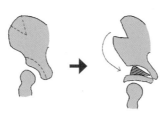

5. Pemberton 수술법: 지붕을
내린다.

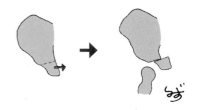

6. Chiari 수술법: 뼈를 옆으
로 이동시킨다.

인공관절의 이것저것

(남)신입: 금속이 들어간 관절은 사이보그 같아요.

(여)신입: 부작용은 없나요?

(남)신입: 그나저나 수술에 사용하는 금속의 재료는 뭔가요?

교　수: 소재는 세라믹, 코발트크롬, 티탄합금, 플라스틱 등으로 만들어진 단다. 또한 표면에 뼈가 잘 붙을 수 있도록 수산화인회석으로 가공하기도 하지.

(여)신입: 계속 인체 내에 있어도 괜찮은 건가요?

교　수: 완전히 문제가 없다고는 할 수 없지. 예를 들어, 플라스틱이 닳은 가루가 뼈를 손상 시킬 수 있고 금속은 닳지 않으나 깨질 위험성이 있지. 합금을 깨지지 않으나 녹을 위험성이 있단다.

(남)신입: 금속은 어느 정도 수명으로 생각하시나요?

교　수: 물론 인체 내에서 움직이기 때문에 느슨해지기도 하지만 뼈보다 금속이 더 강한 성분이지. 보통 인공관절의 수명은 10~20년으로 생각하고 있단다.

(여)신입: 그렇군요.

(남)신입: 시멘트로 느슨해지는 부작용을 막을 수 있다고 들었는데요?

(여)신입: 시멘트? 무슨 건물 공사도 아니고….

교　수: 치과에서도 많이 사용하지. 관절 류마티스나 골다공증과 같이 뼈가 약한 경우 금속이나 뼈에 시멘트를 발라서 보강하기도 한단다. 그 결과 초기에 뼈의 고정력이 좋아서…

(남)신입: 재활치료를 빨리 시작할 수 있겠군요.

교　수: 그래도 느슨해지는 부작용은 피할 수 없단다. 수명을 80세라고 가정하고 인공관절의 수명 20년을 빼면 인공관절 치환술은 60세를 넘어서 시행하는 것이 일반적이지. 그래도 환자의 삶의 질을 생각하여 조금 젊었을 때 수술을 시행하는 경향으로 바뀌고 있단다.

(여)신입: 그래 맞아요. 통증을 참아서 할머니가 되느니 젊을 때 수술하고 운동이나 여행을 다니고 싶어요.

(남)신입: 수술에서 주의해야 하는 점은 어떤 것이 있나요?

교　수: 감염이지. 금속에 균이 묻으면 거기서부터 감염이 시작된단다. 당뇨병환자나 아토피성 피부염, 땀을 많이 흘리는 환자인 경우에도 주의가 필요하지. 그리고 충치가 있는 경우 충치치료도 미리 해야 한단다.

(여)신입: 왜요?

교　수: 입 안의 균이 인공관절로 이동할 가능성이 있기 때문이지. 인공관절 수술은 bio clean room이라고 불리는 먼지도 없는 방에서 수술을 하는 경우가 많단다.

(여)신입: 의사나 간호사의 손 위생도 중요하겠군요.

교　수: 의사 가운도 사실 균 투성이지. 의사나 간호사는 걸어 다니는 균이라고 해도 과언이 아니지.

(남)신입: 예전에는 간호사들이 cap을 쓰고 다녔는데 그것도 청결하지 않다는 이유로 폐지 되었죠.

교　수: 그리고 다른 합병증으로 출혈이 있단다. 톱으로 뼈를 절단하는 경우가 많으니. 혈관에서 일어나는 출혈과 다르게 절단한 뼈를 실로 묶어서 지혈할 수 도 없고, 보비로 지혈 할 수도 없고.

(남)신입: 그래서 수술 전에 자가혈액 수혈을 위해 채혈하는 경우도 많죠.

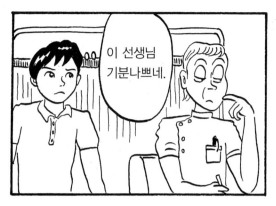

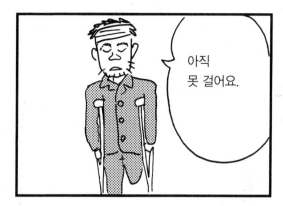

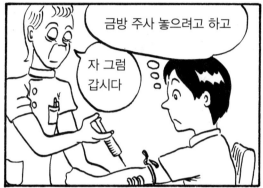

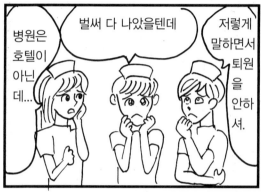

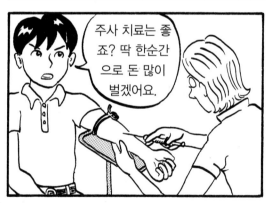

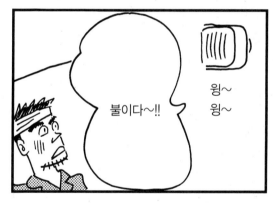

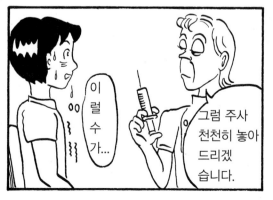

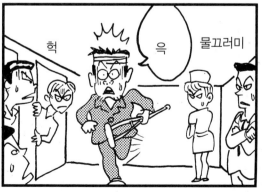

꼬집고 쥐고, 두드리고 던지고... 열손가락으로 수행하는 작업은 참 많다.
손의 구조는 정밀기계와 같다.

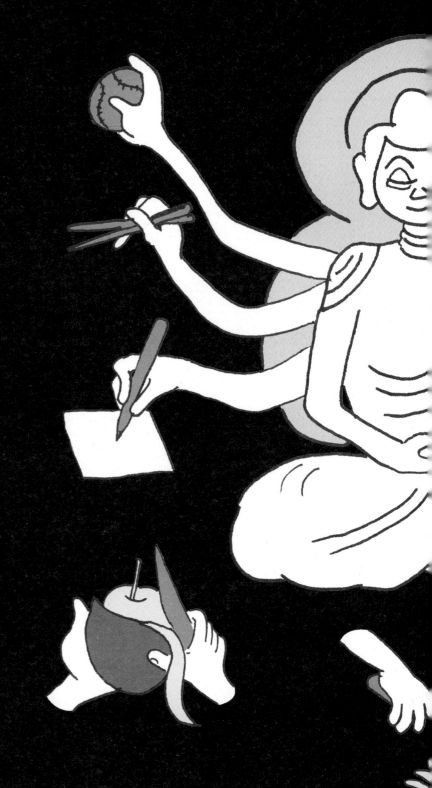

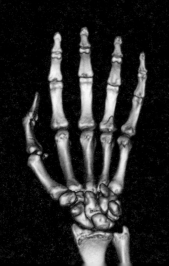

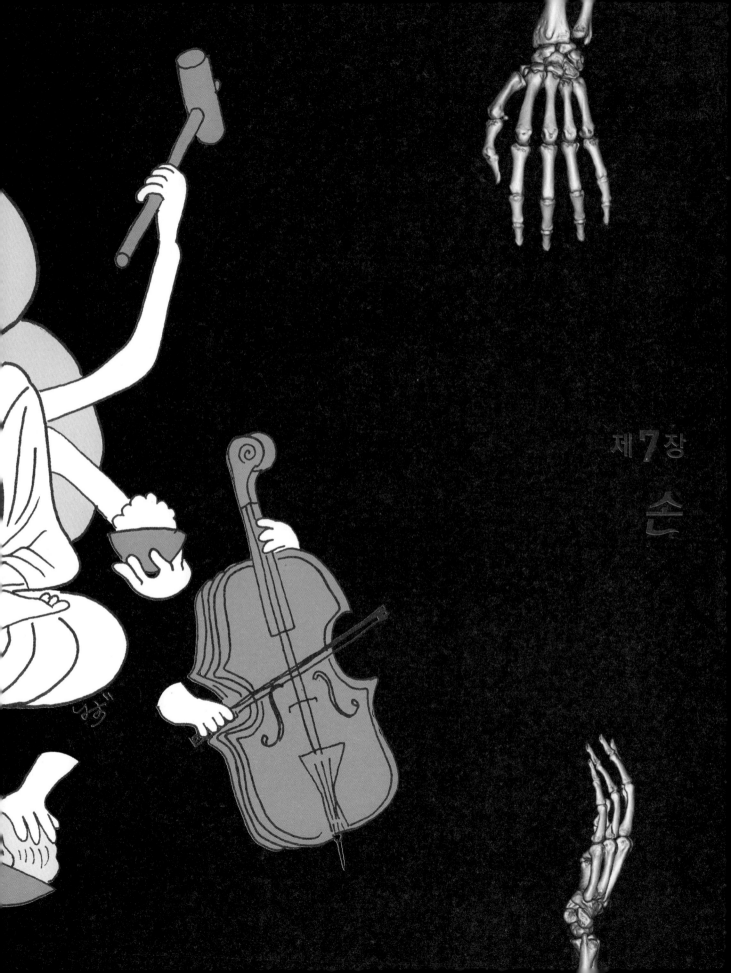

제**7**장
손

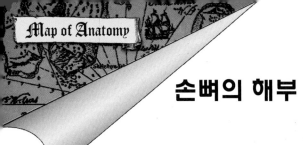

손뼈의 해부

교　　수: 손은 정밀한 기계라고 해도 과언이 아니란다.

(여)신입: 정밀한 기계인데 저는 왜 손재주가 없을까요?

교　　수: 기본적으로 해부는 누구나 다 똑같은데 말이지... 먼저 뼈의 이름부터 알아보자.

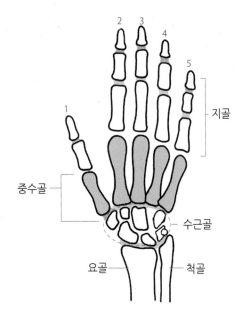

■ 손의 뼈

• 손은 긴 뼈(지골 phalanges, 중수골 metacarpal bone)와 뿌리에 해당되는 수근골(carpal bone)로 구성된다.

(남)신입: 수근골은 8개의 뼈로 구성되는군요. 복잡하네요.

교　　수: 손이 많이 간다고 할 수 있지.

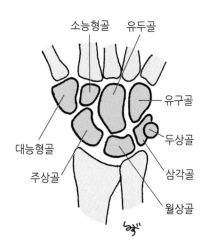

■ DIP? PIP? 손가락 뼈와 관절

- 손에는 말절골(끝마디뼈), 중절골(중간마디 뼈), 기절골(첫 마디 뼈)의 3가지가 있다.
- 엄지 손가락은 말절골과 기절골 2가지만 있다.
- 손의 제1관절을 DIP, 제2관절을 PIP, 제3관절은 MP라고 부른다.

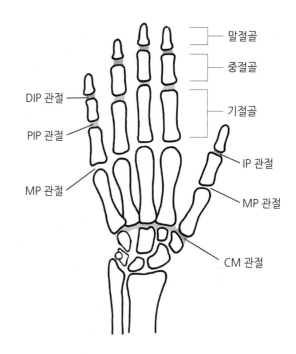

(남)신입: 이 부분 알파벳도 외우기 어렵겠어요.

교　수: 그렇겠구나.

(여)신입: 좋은 방법이 없을까요?

교　수: 그러면 이렇게 외워보도록 하게.

(여)신입: doctor와 patient를 이용해서

(남)신입: 의사와 환자요?

교　수: 의사도 시간이 지나면 환자가 될 수 있다.

　　　　(doctor → patient)

(남, 여)신입: 참고하겠습니다.

DIP 관절(distal interphalangeal joint)
PIP 관절(proximal interphalangeal joint)
MP 관절(metacarpophalangeal joint)
IP 관절(interphalangeal joint)
CM 관절(carpometacarpal joint)

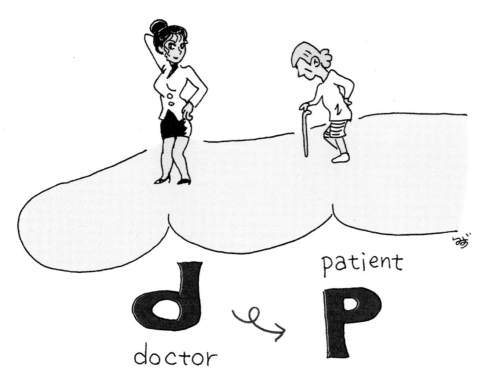

01

요골 원위부 골절

사람은 넘어지면 반사적으로 땅에 손을 집게 된다. 그 때 부러지기 쉬운 곳이 전완의 뼈이다. 특히 요골 원위부의 골절은 응급실에서 흔히 볼 수 있지. 골다공증의 환자에서 많으며 고령화 사회가 되면서 점점 증가하는 추세이다.

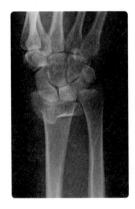
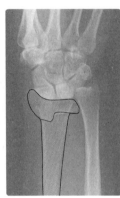

교　　수: 전완에는 2종류의 뼈가 있지.

(남)신입: 요골과 척골이군요.

(여)신입: 양쪽 다 가늘고 기니까 부러지기 쉽겠네요.

교　　수: 골다공증 환자에서 많단다.

(여)신입: 어느쪽이 어느 뼈인지 헷갈리네요.

교　　수: 엄지 손가락이 있는 쪽이 요골이란다.

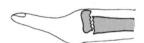
Colles

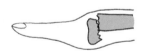
Smith

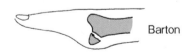
Barton

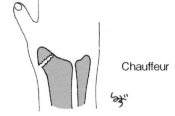
Chauffeur

■ 요골은 엄지손가락쪽의 뼈

• 전완에는 요골과 척골의 2가지 뼈가 있다.

• 손을 짚고 넘어지면서 자주 생기는 것이 요골 원위부 골절이다.

• 요골 골절은 대부분 원위, 즉 손목 근처에서 일어난다.

■ 요골 원위부 골절의 별명

• 요골 원위부 골절에는 여러 가지 별명이 있다. Colles, Smith, Barton, Chauffeur 등 골절된 장소와 방식에 따라 부르는 방법이 달라진다.

교　　수: 그 외에도 Monteggia 골절(척골 골절과 요골의 탈구),

　　　　　 Galeazzi 골절(요골의 골절과 척골의 탈구) 등도 있단다.

(여)신입: 뭐가 많군요.

교　　수: 의사들은 자존심이 강해서...

(여)신입: 자기 이름을 붙이고 싶어하는군요.

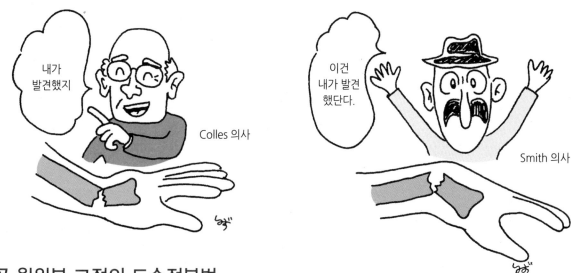

요골 원위부 고절의 도수정복법
(chinese finger trap)

- 환자는 옆에 그림과 같이 침대의 가장자리에 눕는다.
- 손가락에 chinese finger trap을 끼운다.
- 당기면 손가락이 쪼인다.
- 팔꿈치를 직각으로 구부리고 상완에 무게를 건다(약 3kg).
- 그 상태를 유지한 후 의사가 손으로 골절부위를 정복한다.
- 깁스를 적용한다.
- X-ray검사 시행 후 정복이 되었는지 확인한다.

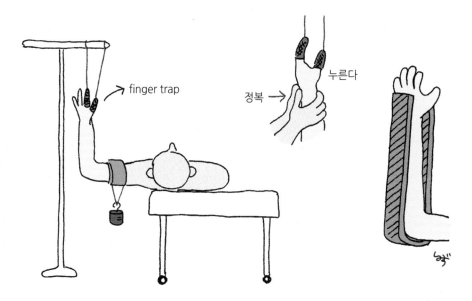

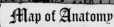

손의 말초신경의 해부

말초신경은 겨드랑이 부위를 지나고 상완 → 전완 → 손으로 이어진다. 크게 3가지 신경으로 나뉘어지며 손가락으로 뻗는다. 요골신경, 척골신경, 정중신경이다. 이러한 신경들은 손의 근육을 움직이기 위해 큰 역할을 한다.

교　수: 손은 사람이 가장 많이 사용하는 기관이지.

(남)신입: 동물하고 다른 점이죠. 손가락 움직임은 정말 복잡한 것 같아요.

교　수: 요골신경, 척골신경, 정중신경 이 3가지 신경은 좁은 길을 절묘하게 왔다 갔다 하면서 위치하고 있단다.

(남)신입: 마치 컴퓨터의 각종 코드가 늘어져있는 것 같군요.

교　수: 그렇지! 손은 컴퓨터와도 같단다.

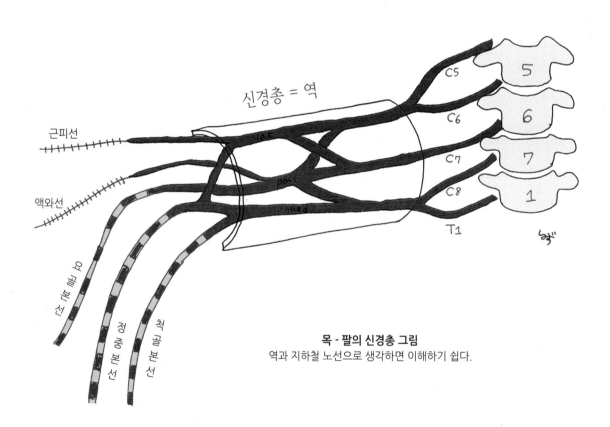

목 - 팔의 신경총 그림
역과 지하철 노선으로 생각하면 이해하기 쉽다.

신경총은 환승역

교　수: 뇌에서부터 목을 통하여 손으로 신경은 지나가고 있단다. 지나가
　　　는 길 도중에 덩어리를 만들지.

(남)신입: 그러고 보니 그림을 보니까 엉킨 것처럼 보이네요.

교　수: 이러한 신경 뭉치를 신경총이라고 한단다. ~총은 다발과 같은 느
　　　낌이지.

(여)신입: 큰 환승역과 같은 건가요?

교　수: 그렇지. 목에서부터 팔로 환승하는 역이 완신경총이라고 생각하면
　　　된단다.

(남)신입: 여기가 손상되면 힘들겠네요.

교　수: 간혹 출산할 때 잘 나오지 못하고 걸려서 압박을 받으면 신경마비
　　　를 일으키는 경우가 있지

(여)신입: 역으로 생각하면 신경은 노선이고, 신경총은 역 이름이네요.

교　수: 조금만 더 손의 신경에 대해 공부해보자.

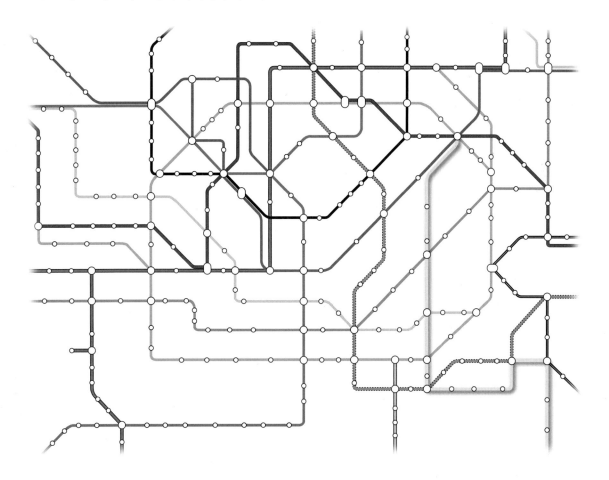

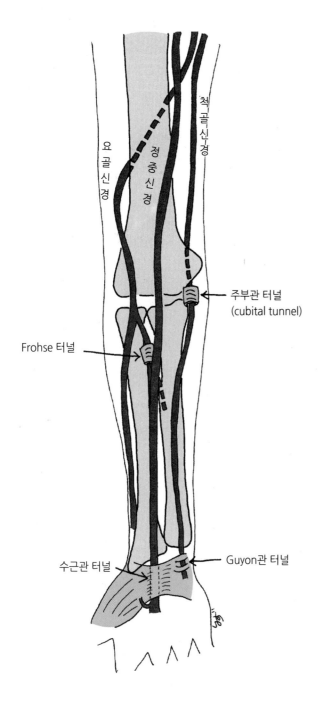

요골신경

척골신경

정중신경

Frohse 터널

주부관 터널
(cubital tunnel)

수근관 터널

Guyon관 터널

■ **정중신경, 척골신경, 요골신경**

• 팔에서 손에 걸쳐서 정중신경, 요골신경, 척골신경이 지나
간다.

• 복잡하지만 정중신경은 앞을 지나가고, 척골신경은 안쪽을
지나가며 요골신경은 안쪽에서 바깥쪽으로 이동하면서 팔꿈
치에서 2가닥으로 나뉘어진다.

• 몇 개의 터널이 있으며 신경이 터널에 끼이거나 접촉하면
저린감과 같은 증상이 나타난다.

• 근육에 대해서도 공부해보자.

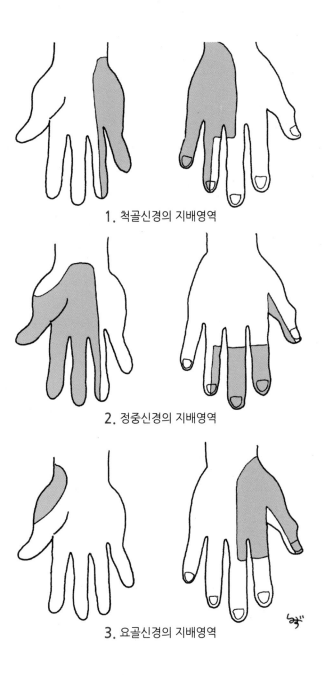

1. 척골신경의 지배영역

2. 정중신경의 지배영역

3. 요골신경의 지배영역

터널에 눌려 전달이 안되면
색칠 부위에 저림 증상 나타남.
말초신경의 종착역이라고 보면 된다.

(여)신입: 신경이 이렇게 복잡할 줄 몰랐어요...

교　수: 다음은 근육에 대해서 공부해보자.

(남)신입: 교수님. 진도가 너무 빠른 것 같아요.

교　수: 뭐라고?

(남)신입: 손의 근육은 밑의 그림과 같이 이렇게 많은데.. 이걸 언제 다 공부
　　　　해요...

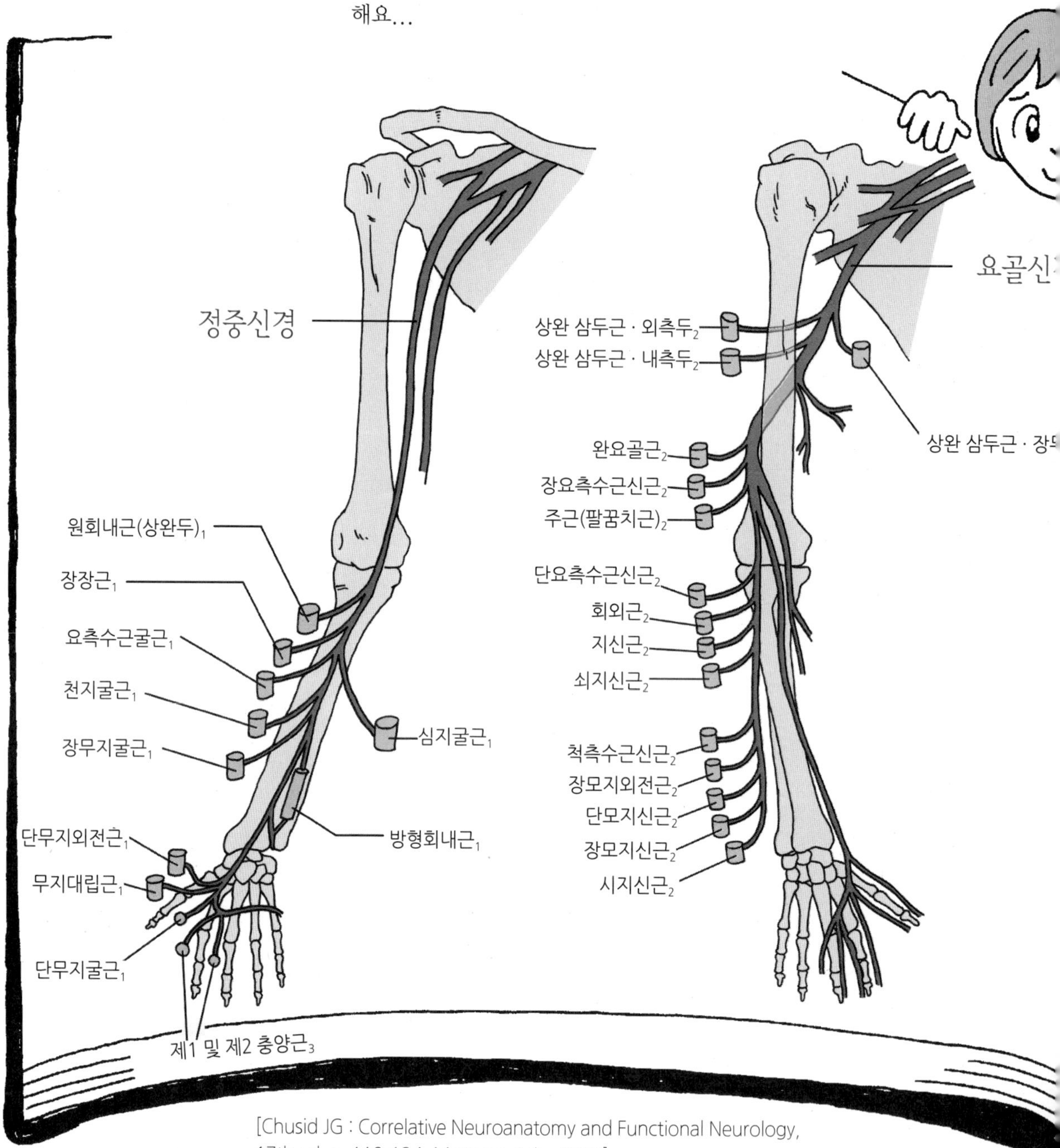

정중신경

상완 삼두근 · 외측두$_2$
상완 삼두근 · 내측두$_2$

요골신

상완 삼두근 · 장두

완요골근$_2$
장요측수근신근$_2$
주근(팔꿈치근)$_2$

단요측수근신근$_2$
회외근$_2$
지신근$_2$
쇠지신근$_2$

척측수근신근$_2$
장모지외전근$_2$
단모지신근$_2$
장모지신근$_2$
시지신근$_2$

원회내근(상완두)$_1$

장장근$_1$

요측수근굴근$_1$

천지굴근$_1$

장무지굴근$_1$

심지굴근$_1$

방형회내근$_1$

단무지외전근$_1$

무지대립근$_1$

단무지굴근$_1$

제1 및 제2 충양근$_3$

[Chusid JG : Correlative Neuroanatomy and Functional Neurology,
17th ed, p. 119-124, Maruzen Asia, 1979]

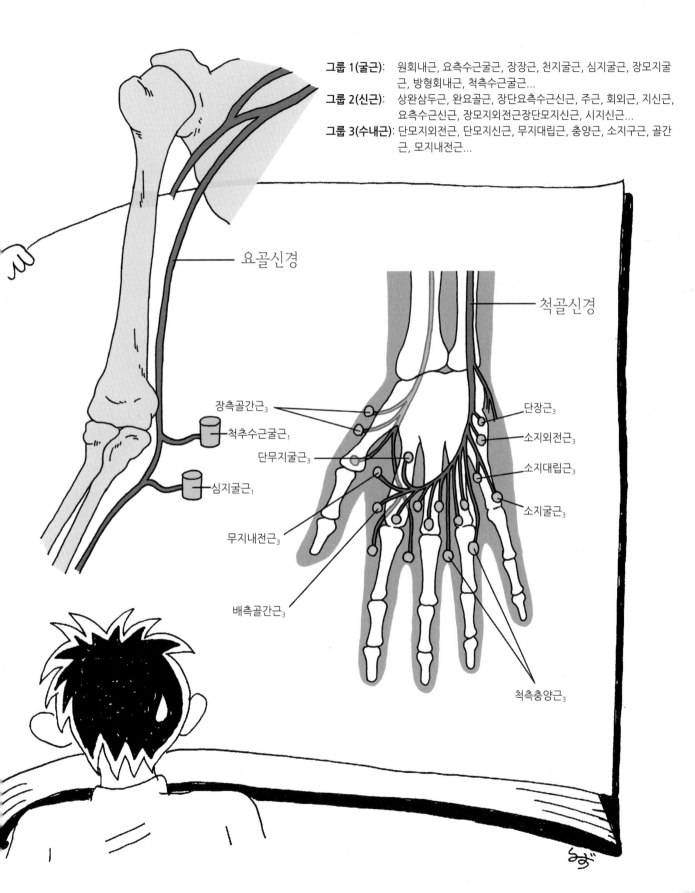

그룹 1(굴근): 원회내근, 요측수근굴근, 장장근, 천지굴근, 심지굴근, 장모지굴근, 방형회내근, 척측수근굴근...

그룹 2(신근): 상완삼두근, 완요골근, 장단요측수근신근, 주근, 회외근, 지신근, 요측수근신근, 장모지외전근장단모지신근, 시지신근...

그룹 3(수내근): 단모지외전근, 단모지신근, 무지대립근, 충양근, 소지구근, 골간근, 모지내전근...

요골신경

척골신경

장측골간근₃

척추수근굴근₁

단무지굴근₃

심지굴근₁

무지내전근₃

배측골간근₃

단장근₃

소지외전근₃

소지대립근₃

소지굴근₃

척측충양근₃

(남)신입: 손을 빼고 싶어요.

교　수: 앞쪽에서 나타난 그림에서 1번은 굴근, 2번은 신근에 대한 것이란다.

(남)신입: 굴곡이라고 하면요...

교　수: 공을 던지는 운동을 생각하면 쉽단다. 손목을 손바닥 쪽으로 접게 되지.

(여)신입: 그러면 신전은요...

교　수: 글러브로 공을 잡는 동작을 생각하면 된단다.

(여)신입: 손목을 젖히는 동작이군요.

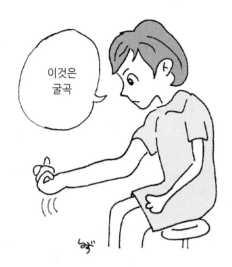

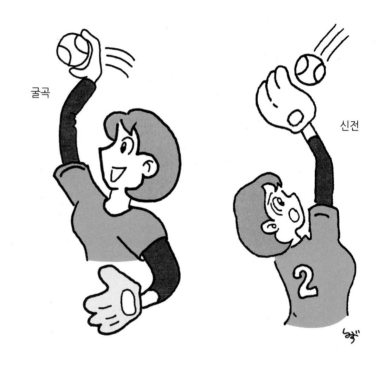

교　수: 손바닥을 위로 해볼까. 그러면 천장을 향하고 있는 것이 굴근이야. 이 동작을 회외(supination)라고도 하지.

(여)신입: 그러면 회내(pronation)는 손바닥이 바닥을 보고 있는 동작이겠군요.

(남)신입: 배굴 = 신전 인 개념이 애매한 것 같아요.

교　수: 본래 사람은 짐승을 잡기 위해 굴근이 발달했단다. 그래서 굴근이 차지하는 면적도 많고 근력도 강하지.

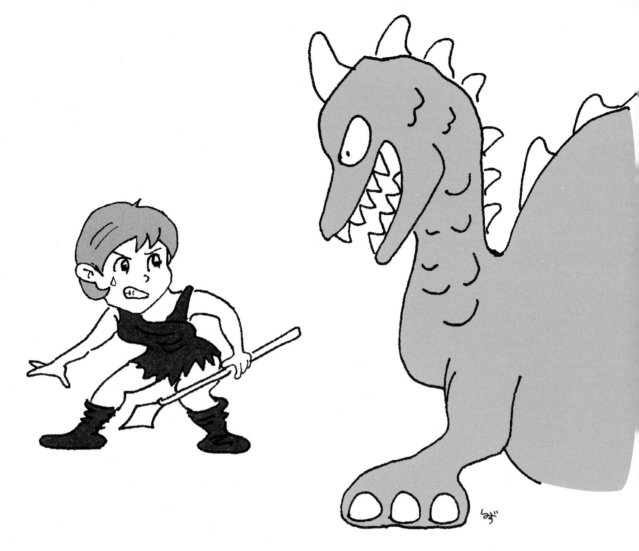

(남)신입: 교수님. 그림 3은 무슨 설명인가요?

교 수: 손의 근육이란다. 엄지 손가락으로 물건을 잡거나 가위 바위 보에서 보를 내거나. 다른 근육에 비해서 작은 사이즈의 근육이지.

(여)신입: 작은 근육이라고요? 전 이제 못 외우겠어요.

교 수: 그러면 간단하게 정리를 해주도록 하지. 그림 1과 3은 정중신경과 척골신경이 명령을 내고 그림 2는 요골신경이 명령을 낸단다. 그리고 충양근은 요골쪽이 정중신경, 척골쪽이 척골신경이 지배한단다.

02 정중신경 마비, 척골신경 마비, 요골신경 마비

요골신경, 척골신경, 정중신경은 서로 작용이 다르다. 그러므로 신경에 손상이 가거나 마비가 일어났을 때 다른 증상이 나타난다. 3개의 신경이 각각 특유의 작용을 하기 때문에 외우는 것이 좋다.

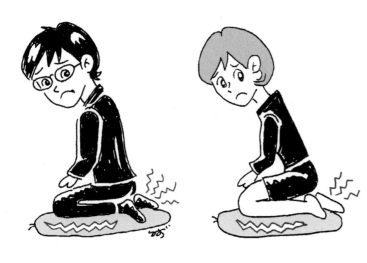

(남)신입: 교수님. 만약 신경에 손상이 가면 어떠한 증상이 나타나나요?

교　수: 지각신경에 손상이 가면 피부가 저리거나 만졌을 때 이상한 느낌이 있지. 운동신경에 손상이 가면 근육의 움직임이 무뎌지며, 근육량이 감소하게 되지.

(여)신입: 그러면 오랫동안 무릎을 꿇고 있을 때 다리가 저린 것도 말초신경 마비인가요?

교　수: 그렇다고 봐야지.

(남)신입: 팔베개로 인해서 저린 것도요?

교　수: 그것도 신경손상이란다.

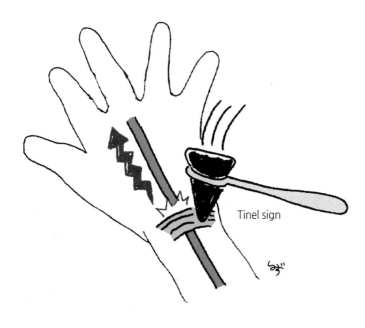

Tinel sign

■ 말초신경 진단법

- 신경이 명령을 내고 있는 근육의 근력, 근위축 정도를 사정한다.
- 신경이 명령을 내고 있는 피부, 감각을 사정한다.
- 신경의 기능을 측정한다.
- 신경을 두드리면 통증은 원위부로 전도된다(Tinel sign).

(남)신입: X-ray 검사에는 나타나지 않으며 피부에서도 보이지 않지. 생각 해보면 말초신경은 까다롭군요.

(여)신입: 말초신경이니 말소되었으면 좋겠어요.

(남)신입: 그런 농담은 하지 마. 말초신경이 안 좋은 줄 알았더니 실은 척수가 원인이었다는 경우도 있다고 하더라구요.

교 수: 그렇단다. 손의 신경마비는 특유의 증상과 변형이 많이 나타나지. 그래서 이것을 알고 있으면 편하단다.

■ 정중신경 마비(주로 굴곡이 안됨)

- 정중신경은 손에 있어서 가장 중요한 신경이다.
- 회내, 손목의 굴곡, 손가락의 굴곡, 엄지손가락의 근육을 지배하고 있다.
- 지각은 옆에 그림과 같다.
- 특유의 증상으로, 엄지손가락의 근육이 위축된다.
- 정중신경이 수근관이라는 터널에서 마비되는 증상을 수근관 증후군이라고 한다.
- 손바닥을 안쪽으로 향하게 손목을 직각으로 구부리고 양쪽 손등을 붙이면 증상이 악화된다(Phalen test).
- 골절이나 외상, 종양 등이 원인이 된다.

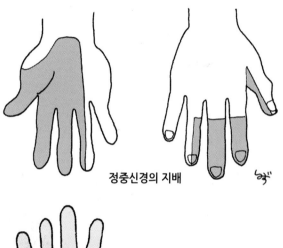

정중신경의 지배

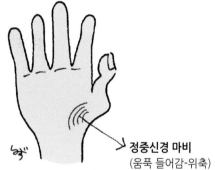

정중신경 마비
(움푹 들어감-위축)

† MEMO 전골간 신경마비

정중신경은 팔꿈치에서 2가닥으로 나뉘어진다. 나눠진 가지에서 마비 증상이 나타날 수 있다. 지각증상을 정상이지만 엄지와 검지로 'O' 모양을 만들 수 없을 때가 있다. 이는 제1관절에서 굴곡이 되지 않기 때문이다.

손

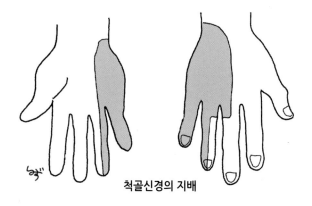

척골신경의 지배

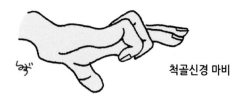

척골신경 마비

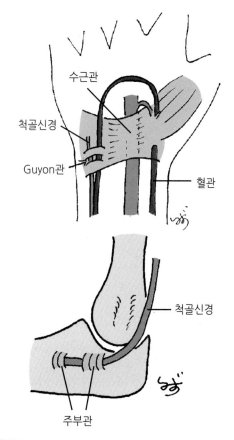

수근관

척골신경

Guyon관

혈관

척골신경

주부관

■ 척골신경 마비(섬세한 작업이 안됨)

- 척골신경은 손의 미세한 부분의 운동과 관계된다.
- 손의 대부분 근육을 지배한다.
- 지각은 그림과 같다.

- 특유의 증상으로, 제1관절이 굽는다. 제2관절이 굽는다. 제3관절이 과신전된다.
- 원인은 제3관절을 굴곡, 제 1,2관절을 신전하는 근육이 말을 듣지 않기 때문이다.
- 그러나 검지와 중지의 충양근은 정중신경의 지배를 받기 때문에 약간 움직인다. 그러므로 손가락 변형은 4,5번째에서 나타난다.
- 척골신경은 Guyon관이라고 불리는 터널을 지나면서 마비되는 증상을 Guyon관 증후군이라고 한다.
- 상완골 외과 골절 후의 변형으로 인해 척골신경 마비가 올 수 있다.
- 엄지와 검지로 종이를 집을 때, 엄지가 펴지지 않고 굴곡된다(아래 그림 참조). 원인은 내전근이 기능을 하지 못하기 때문이다. 내전근이 기능을 못하니 정중신경에서 관여하는 굴곡근이 대신 기능을 하면서 엄지가 굴곡된다(Froment sign).

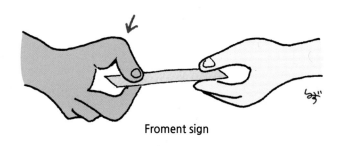

Froment sign

■ 요골신경 마비(손이 밑으로 처진다)

- 요골신경은 상완골의 뒤를 지나가기 때문에 골절과 압박을 잘 받는다.
- 손목의 신전, 제3관절의 신전은 근육을 지배한다.
- 지각은 옆에 그림과 같이 나타난다.
- 특유의 증상으로 손목과 손가락이 밑으로 쳐지는 증상이 나타난다.
- 팔베개 등 상완을 압박하여 일시적으로 요골신경 마비가 생기는 경우도 있다.
- 주사나 골절 정복 시에도 나타날 수 있다.

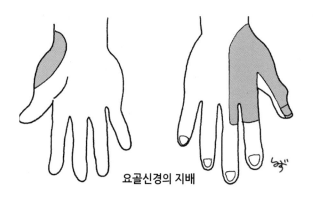

요골신경의 지배

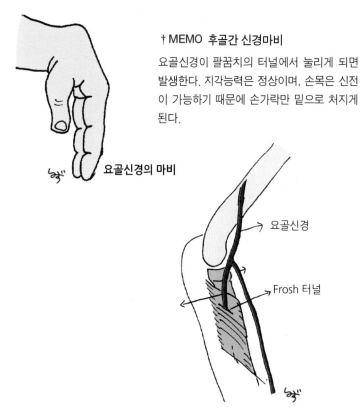

요골신경의 마비

† MEMO 후골간 신경마비

요골신경이 팔꿈치의 터널에서 눌리게 되면 발생한다. 지각능력은 정상이며, 손목은 신전이 가능하기 때문에 손가락만 밑으로 처지게 된다.

요골신경

Frosh 터널

03

말초신경 수술

말초신경 수술은 신경을 돕는 것이 목적이 된다. 좁은 공간을 넓히거나 길을 만들어주는 것이다. 미세한 수술이 이루어지기 때문에 현미경을 사용하는 micro surgery가 이루어진다.

†MEMO 수근관 주위의 해부

① 카플란(Kaplan)의 cardinal line(기본선) 엄지손가락의 이음선의 척골단(尺骨端)에서 유구골(有鉤骨) 고리(hook) 까지.

② 엄지손가락의 이음선의 척골단에서 원위 수장 피선(distal palmar crease)의 척골단까지의 선 → 천장동맥궁(淺掌動脈弓)에 일치한다.

③ 환지(環指)의 척골선을 연장한 선과 ①이 교차하는 것이 유구골(有鉤骨) 고리.

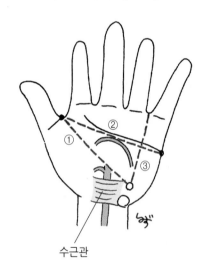

수근관

교　수: 손의 수술을 혹시 본 적이 있니? 의사도 의자에 앉아서 수술한단다.

(남)신입: 그건 처음 알았어요.

(여)신입: 수술이 미세하고 장시간에 걸쳐서 이루어지기 때문이죠?

교　수: 의사도 신경을 쓰면서 수술을 하게되지.

■ 좁은 공간을 넓히다(수근관개방술)

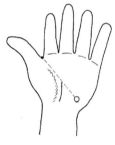
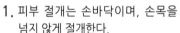
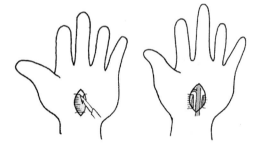

1. 피부 절개는 손바닥이며, 손목을 넘지 않게 절개한다.

* 손의 수술에서는 손의 주름과 직각으로 절개를 하지 않는다. 구축이나 반흔이 나타나기 때문이다.

2. 건막을 절개하고 인대를 절제하면 정중신경이 보인다.

■ 신경의 길을 바꾸다(전방이행술)

• 피부 절개는 팔꿈치 안쪽이며 척골신경을 전개한다.

전방이행술
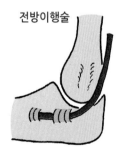
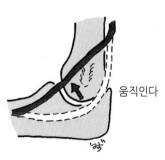
움직인다

King 법
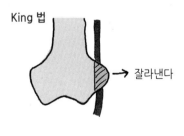
잘라낸다

1. 신경의 긴장도가 높을 때

2. 신경을 전방으로 이동시켜 느슨하게 한다.

3. 그렇지 않을 때에는 척골신경을 누르고 있는 인대를 잘라낸다.

말초신경이 절단되면?

(남)신입: 무릎을 꿇고 앉아있으면 쥐가 났다가 편하게 앉으면 금새 사라지죠.

교　수: 말초신경에는 회복하는 힘이 있단다.

(남)신입: 척수하고는 다르네요.

(여)신입: 완전히 끊기는 일은 없나요?

교　수: 있지. 칼로 인한 손상이나 큰 사고를 입으면 신경은 끊기기도 한단다.

(여)신입: 그런 손상도 회복이 되나요?

교　수: 손상이 심하면 돌아오지 않을 경우도 있단다. 그러면 신경을 이어주는 수술이 필요하지.

(여)신입: 섬세한 수술이 되겠네요.

교　수: 미세한 부분을 수술을 하기 때문에 현미경을 이용을 하는 경우가 많단다.

- 말초신경 손상은 손상의 정도에 따라서 분류된다.
- 신경이 찌그러지는 부전단열(neurapraxia, axonotmesis)이면 신경이 재생할 가능성이 있다.
- 재생 속도는 하루 1mm정도라고 한다.
- 그러나 완전단열(neurotmesis)이면 자연회복될 가능성은 없다. 신경봉합이나 신경이식이 필요하다.

■ 신경봉합

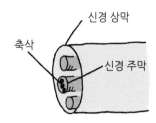

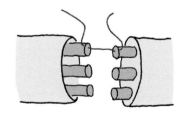

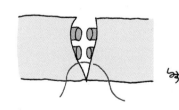

1. 신경을 전개하여 신경의 끝을 깨끗하게 처리한다.

2. 현미경을 보면서 신경을 실로 연결한다.

3. 신경과 신경을 잇지 못하면 신경막만 봉합하기도 한다.

04 손가락의 건 손상과 수술

손가락을 움직이는 건은 2종류가 있다. 굽히는 건과 신전시키는 건이다. 2가지 건이 겹쳐지는 부위는 수술이 어렵다. 건은 유착되면 순식간에 붙어서 움직이지 않기 때문이다. 그러므로 건의 손상은 수술보다 재활이 더 중요하다.

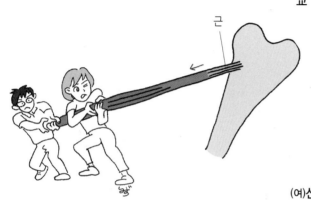

근

교　수: 자. 그럼 손가락은 어떻게 움직이지?

(남)신입: 근육이 당겨지면서 움직이나요?

교　수: 음. 정확히 말하면 근육의 일부인 건이 당기고 있다고 봐야지.

(여)신입: 건이요?

교　수: 유명한 건 중에 아킬레스 건이 있지. 종아리의 근육이 아킬레스 건으로 연결되어있지.

(남)신입: 그래서 발꿈치를 당기는 거군요.

(여)신입: 다리의 건과 손의 건이면.. 손의 건이 더 정밀하겠네요?

(남)신입: 글씨도 쓰고 이도 닦고 해야 되니까. 움직임이 섬세해야겠네요.

교　수: 아무튼 건이 없으면 손가락은 움직일 수 없단다.

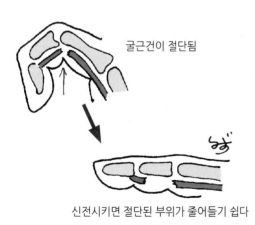

굴근건이 절단됨

신전시키면 절단된 부위가 줄어들기 쉽다

■ 손가락의 건

- 손가락을 움직이기 위한 건은 2종류가 있다.
- 굴곡시키는 굴근건, 신전시키는 신근건이다.
- 굴근건은 손바닥에 있다.
- 신근건은 손등에 있다.
- 굴근건은 신근건보다 두껍다.
- 굴근건은 신근건보다 가동범위가 넓다(주먹은 만들 수 있어도 손가락을 반대로 꺾을 수는 없다). 그러므로 굴근건이 끊어지면 옆에 그림과 같이 가장자리가 신축되어 보이지 않게 된다.

굴근건 ←　　→ 신근건

(여)**신입:** 정형외과의 입장에서는 어느 쪽이 중증도가 높나요?

교　수: 둘 다 중증이지. 그러나 굴근건과 다르게 신근건은 끊어지더라도 그 자리에 위치하고 있어서 봉합이 쉽단다. 그래도 해부학적으로는 신근건이 더 복잡하고 어렵단다.

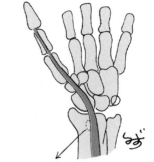

리스터 결절

장모지신근
(EPL)은 리스터 결절에서 방향을 바꾸어 지나간다.

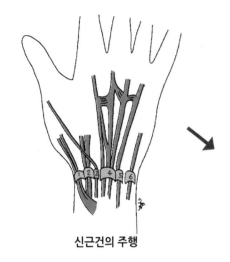

신근건의 주행

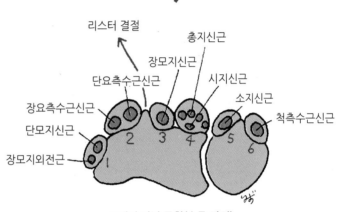

6개의 터널 구획(손목 단면)
신근건은 손목에서 6개의 터널로 나뉘어 지나간다.

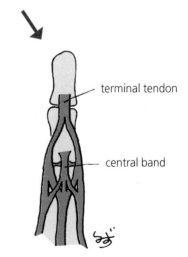

terminal tendon

central band

손가락의 신근건
손가락 끝은 더더욱 복잡한 구성이다.

(남)**신입:** 수술의 성적을 방해하는 요인은 무엇인가요?

교　수: 끊어진 건이 다른 부위에 붙어버리는 거지.

(여)**신입:** 붙어버리면 어떻게 되나요?

교　수: 손가락이 안 움직이지.

(남)**신입:** 특히 잘 붙는 곳이 있다고 하던데요...

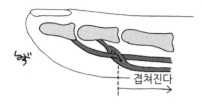

겹쳐진다

■ No man's land란?

- 굴근건은 제1관절을 구부리는 굴근건과 제2관절을 구부리는 굴근건이 있다.

- 두 건은 서로 교차한다.

- 교차되는 지점은 치료가 어렵다. 왜냐하면 수술 후 건이 다른 부위와 붙고(유착) 손가락의 움직임이 무뎌지기 때문이다(구축).

- 2가지 건이 겹쳐지는 이 부위는 제2관절에서부터 손바닥 중앙까지 이어진다. 예전에는 no man's land(무인지대, 수술을 하여도 회복이 잘 안되니 함부로 다가가지 말자)라고도 불렸다.

- 재활치료의 발달로 인해 최근에는 적극적으로 수술을 하고 있다.

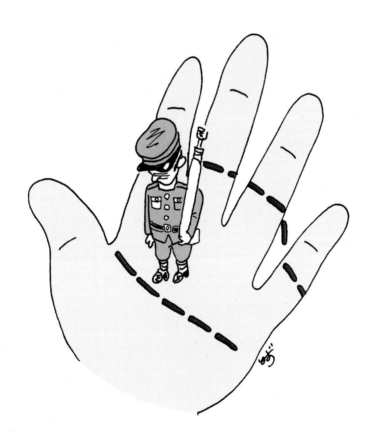

건단열의 수술

- 신근건은 고전적으로 끝과 끝을 꿰매는 경우가 많다.
- 굴근건의 경우는 여러 가지 수술법이 있다.
- 건이 뼈에서부터 끊어진 상태로 잇지 못할 경우, 건의 말단부위를 앞쪽으로 당기는 방법(pull out법)과 실과 연결된 금속을 뼈에 박는 방법이 있다.
- 수술은 손상 후 신속하게 이루어지는 것이 좋다(손상 당일에 수술하는 것이 원칙).
- 상처부위가 오염되어있거나 손상이 심하여 잇지 못할 경우, 먼저 상처부위를 봉합하고 후에 건을 이식하거나 인공 건을 삽입하여 어느 정도 회복 된 후 건을 이식하는 방법이 있다.

■ 굴근건 연결방법

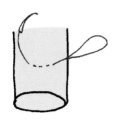 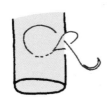 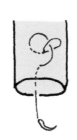 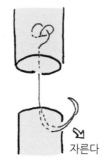 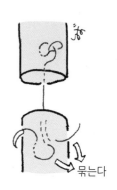

1. 실을 2중으로 하여 고리를 만든다.

2. 고리 사이에 실을 통과시킨다.

3. 끊긴 건의 말단부위에서 실을 꺼낸다.

4. 끊긴 반대쪽 건에 통과시키고 실을 자른다.

5. 건을 모아서 실로 묶는다.

■ Pull out법

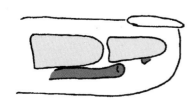 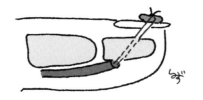

1. 건의 가장자리에 실을 연결한다.

2. 뼈에 구멍을 내서 실과 건을 당겨 단추 등을 이용해서 고정한다.

손

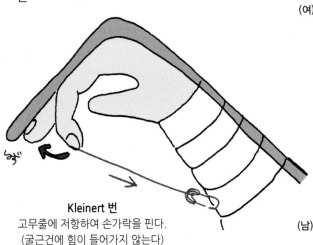

Kleinert 번
고무줄에 저항하여 손가락을 편다.
(굴근건에 힘이 들어가지 않는다)

(남)**신입:** 손은 재활치료를 하는 것도 어려울 것 같아요.

(여)**신입:** 건은 어디든 잘 붙는다고 하니까 잘 움직이지 않으면 이상한 곳에 고정될 것 같아요.

교　수: 그렇다고 막 움직이는 것도 좋지 않다네.

(여)**신입:** 왜죠?

교　수: 많이 움직이면 다시 끊어질 수 있기 때문이지.

(여)**신입:** 그러면 어떻게 해야 하나요?

교　수: 굴근건은 수술 후 손톱에 고무줄을 연결하여 손가락을 피는 동작을 하지만 이것도 힘 조절이 어렵단다.

(남)**신입:** 재활치료는 손의 기능해부를 잘 이해하고 있는 사람이 지도하면 좋을 것 같아요.

(여)**신입:** 수술도 재활도 각각의 전문가들이 해주면 회복도 빠르겠네요.

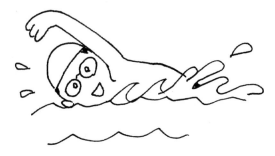

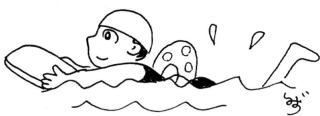

건초염

건초란 건의 터널 즉 건을 싸고 있는 막을 말한다. 건의 움직임을 부드럽게 하기 위해서 건초는 활액을 품고 있다. 건과 건초에 염증이 생긴 상태를 건초염이라 한다.

05

(남)**신입**: 건초염(腱鞘炎)이라고, 흔히 들었지만

교　　**수**: 잠깐, 그것을 배우기 전에!

(남,여)**신입**: 무슨일이시죠?

교　　**수**: 〈초(鞘)〉라는 글자의 의미를 알고 있어?

(남)**신입**: 모르겠습니다.

(여)**신입**: 저도 모르겠습니다.

교　　**수**: 칼집이라고 읽는거라네.

(남)**신입**: 칼집?

교　　**수**: 그래, 칼집이 염증을 일으켜서 부은것이지. 즉, 칼을 슥 하고 넣어야 하는데, 칼집에 걸려 버리는 병이지.

(남,여)**신입**: 그렇군요.

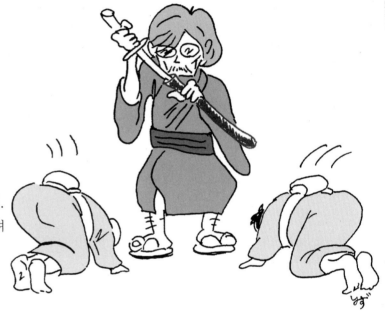

■ 건초는 검의 칼집이다

· 손과 다리의 긴 건은 건초라는 칼집에 포위되고 있다.

· 쉽게 말하면 건초는 건의 터널이라고 생각하면 된다.

· 만약 건초가 없으면 손가락을 구부렸을 때 손과 건은 분리된다.

· 건초와 건의 사이에는 점액성인 액체 주머니(활액포) 가 있어 건을 마찰 없이 움직일 수 있게 도와준다.

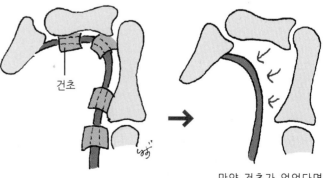

건초

만약 건초가 없었다면 건이 뜨게된다.

■ 건초염이란?

- 건의 과다사용이 원인 중 하나이다.
- 손을 움직이는 직업(음악가)이나 주부에게 많다.
- 건과 건초의 마찰이 반복되면 점점 건이 붓게 된다. 그러면 칼집인 건초는 좁아지게 되며 더 많은 마찰을 일으키게 되어 염증이 생긴다.
- 안정을 했을 때나 주사에 효과가 없는 경우, 지속적으로 손을 사용해야 하는 환자는 수술을 한다.
- 건초염에는 ① 손목 건초염 ② 손가락 건초염 ③ 상완 이두근 건초염 등이 있다.

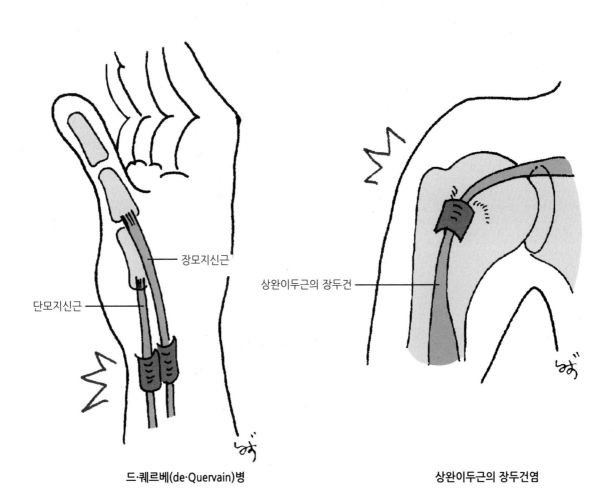

장모지신근

단모지신근

상완이두근의 장두건

드·쿼르베(de·Quervain)병   상완이두근의 장두건염

손가락 건초염

- 손가락의 건초염은 많이 발생한다.
- 건이 점점 부어올라 건초에 걸리게 된다.
- 손가락이 구부려진 채로 펴지지 않으며, 억지로 펴면 용수철처럼 저항감을 느낀다.
- 손의 건초에는 옆의 그림과 같이 원형과 십자가의 활차가 교차되어 나열되어 있다.
- 손가락 건초염은 근위부 원형 활차부위에서 자주 발생한다.

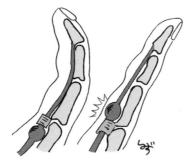

건이 통과하기 힘듬

† MEMO 손가락 건초의 구조

손가락의 건초는 A1~4, C1~3으로 구성된다.

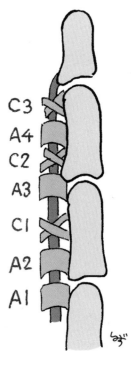

■ 손가락 건초염의 수술

- 수술은 마찰을 제거하는 것이 목적이다. 그러므로 건초를 제거한다.
- A2와 A4의 활차는 제거하지 않고 남긴다(앞서 말한 것처럼 건초가 없으면 손과 건이 분리되기 때문).

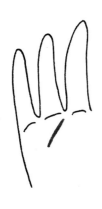

1. 피부 절개는 손가락과 손바닥 이음새 부분

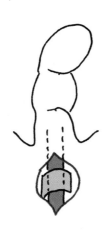

2. 건초를 꺼낸다.

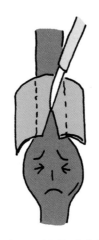

3. 메스로 건초를 절개한다.

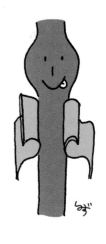

4. 건이 자유롭게 움직이는 것을 확인하고 닫는다.

수술의 미래

교　수: 3D영화는 자주 보니?

(여)신입: 네. 저는 좋아해서 자주 봅니다.

교　수: 요즘 영화에는 CG처리를 많이 하지.

(남)신입: 네. 요즘은 CG가 난무해서 사람이나 배우가 무슨 일을 하는지 잘 모르겠어요.

(여)신입: 컴퓨터로 모든 것이 처리가 가능해서 사람이 필요가 없어요.

(남)신입: 수술도 미래에는 그렇게 될까요?

교　수: 어려운 각도로 못을 박을 때 기계가 더 정확하겠지.

(남)신입: 그러면 앞으로 로봇 수술이 많아지겠네요. 사람은 밖에서 기계조작만 하고요.

(여)신입: 그러면 수술이 아니고 조작술이겠네요.

(남)신입: 수술을 잘하는 의사에게 신의 손이라던가 명인 등의 호칭이 붙었는데요.

(여)신입: 의학이 발달되었는지 퇴행되었는지 약간 애매하네요.

(남)신입: 그래도 기계가 고장 나거나 정전이 일어나면 어떻게야 하죠?

(여)신입: 그러게요.

교　　수: 그럴 때는 역시 사람의 힘이 필요하지. 그리고 사람의 감은 로봇
　　　　　에는 없지.

(남)신입: 수술을 하는데 감이 필요한가요?

교　　수: 그럼 필요하지.

(여)신입: 하루 종일 예상외의 일이 많이 일어나고 서로 커뮤니케이션이 필
　　　　　요한 간호사의 일도 사람이니까 가능하죠.

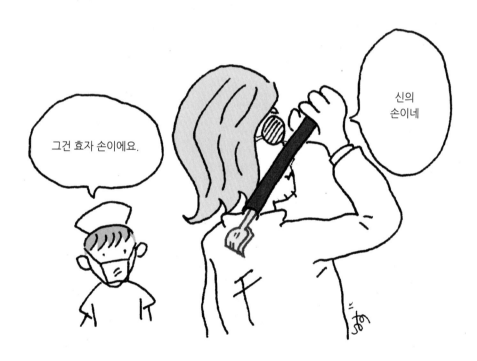

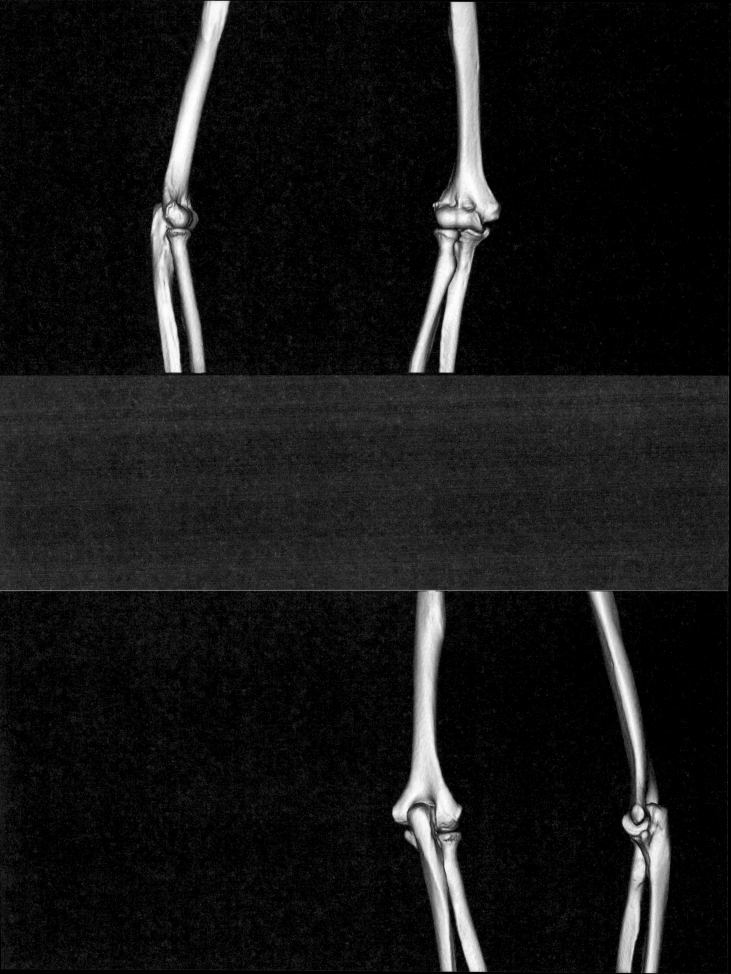

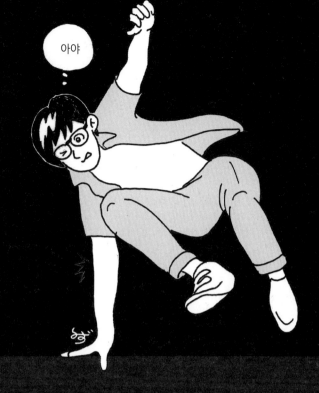

아야

제 **8** 장

팔꿈치

팔꿈치는 상완과 전완을 이어주는 관절이다. 구조와 움직임이 복잡하여 X-ray를 판독하는 것은 전문의들도 어려워한다. 팔꿈치는 야구 투수들이 자주 다치는 관절 중 하나이며 어린 아이들이 넘어지면서 손을 짚었을 때 잘 골절되는 부위이다.

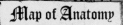

팔꿈치의 해부

정형외과의 **11** *map*

(여)신입: 팔꿈치 부위는 피검사나 주사를 많이 주는 곳이죠.

(남)신입: 상완골, 척골, 요골 등 팔꿈치 부위에 가면 다 모양이 이상한 것 같아요.

교 수: 의사들도 팔꿈치의 해부를 싫어하는 사람들이 많지.

(남)신입: 특히 상완골의 모양이 특이한 것 같아요.

■ 상완골, 요골, 척골에서 이루어진다

- 상완골은 정면에서 보면 좌우로 넓으며 마치 산과 같은 모양을 하고 있다.
- 내측상과, 외측상과라고 불리는 튀어나온 부위가 있으며, 전완의 근육이 붙는다. 또한 골절이 있을 때 골절부위의 표시가 된다.
- 상완골의 가장자리는 소두(작은머리)와 활차로 이루어진다.
- 요골의 가장자리는 요골두라고 한다.
- 척골의 가장자리는 주두라고 한다.

† MEMO 요약

가장자리가 어디와 연결되는지 잘 외우자.

소두 ↔ 요골

활차 ↔ 척골

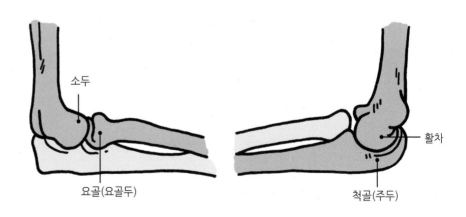

소두

활차

요골(요골두)

척골(주두)

■ 팔꿈치의 굴곡과 신전

① 팔꿈치를 구부렸을 때 상완골의 앞부분 홈에 척골의 돌기부분이 들어간다.

② 팔꿈치를 폈을 때 상완골의 뒷부분 홈에 주두가 들어간다.

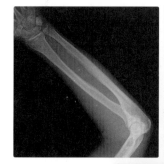
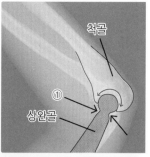

척골

①

상완골

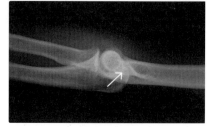

신전시키면
② 상완골의 후면 오목한 부분에 주두가 딱 들어간다.

■ 팔꿈치의 내반과 외반

• 상완과 전완은 직선으로 연결되지 않는다.

• 팔꿈치를 폈을 때, 팔꿈치보다 손바닥이 밖에 있다(외반).

• 대부분 겉보기에 문제가 되는 경우지만, 팔꿈치의 변형이 원인으로 신경이 압박되어 마비와 같은 신경증상이 일어날 수 있다.

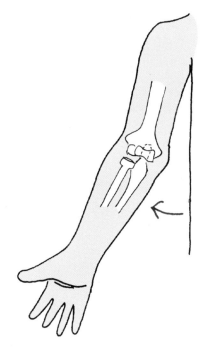

외반
(정상)

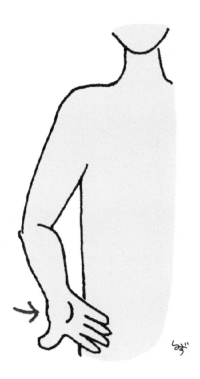

내반
내측으로 향하는 것은 이상이 있는 것이다.

야구 elbow

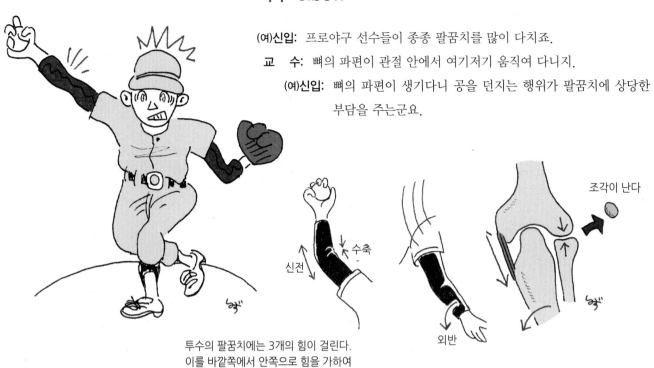

(여)신입: 프로야구 선수들이 종종 팔꿈치를 많이 다치죠.

교　수: 뼈의 파편이 관절 안에서 여기저기 움직여 다니지.

(여)신입: 뼈의 파편이 생기다니 공을 던지는 행위가 팔꿈치에 상당한 부담을 주는군요.

신전　　수축

외반

조각이 난다

투수의 팔꿈치에는 3개의 힘이 걸린다.
이를 바깥쪽에서 안쪽으로 힘을 가하여
바꿀 때 뼈가 닳아버린다.

테니스 elbow

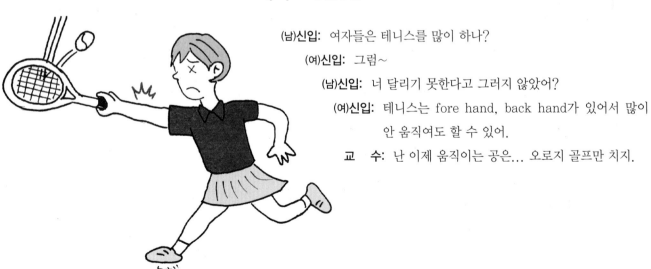

(남)신입: 여자들은 테니스를 많이 하나?

(여)신입: 그럼~

(남)신입: 너 달리기 못한다고 그러지 않았어?

(여)신입: 테니스는 fore hand, back hand가 있어서 많이 안 움직여도 할 수 있어.

교　수: 난 이제 움직이는 공은... 오로지 골프만 치지.

- 테니스의 back hand를 많이 하면 생긴다.
- 상완골의 외상과염이라고도 한다.
- 외상과에 붙는 근육이 당기면서 생긴다.
- 치료는 전용 밴드를 이용한다.

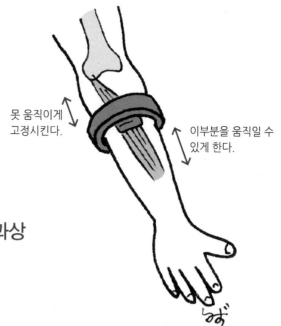

못 움직이게 고정시킨다.

이부분을 움직일 수 있게 한다.

치료밴드
근육을 눌러서 밴드로 고정한다. 근육이 당겨지는 힘이 뼈까지 도달하지 못하도록 한다.

아이들은 팔꿈치 골절이 많다! 상완골 과상골절, 상완골 외과골절

(남)신입: 이 두 가지 골절은 자주 응급실에 실려오죠.

(여)신입: 소아에게 많은 골절이죠.

교　수: 아이들은 잘 넘어지지. 그 때 땅을 손으로 짚게 되면 팔꿈치의 골절이 생긴단다.

(여)신입: X-ray검사에서도 잘 보이지 않는데 진단 내리기 어렵겠네요.

교　수: 팔꿈치의 골절을 진단하는 것은 전문의도 어렵단다. 잘 발견되지 않고 간과하기 쉬운 골절이라고 할 수 있지. 그래서 부러지지 않은 반대쪽 X-ray나 CT검사를 추가로 하여 잘 판독을 해야 한단다.

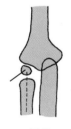
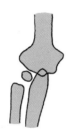
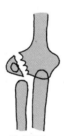
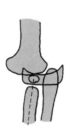
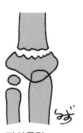

정상　　　탈구　　　외과골절　　골단선이개　　과상골절

† MEMO 팔꿈치 골절
팔꿈치의 외상에는 여러 가지 종류가 있다. 어린 아이들에게 많이 나타나는 골절로 골단선 부위를 주의 깊게 관찰해야 한다.

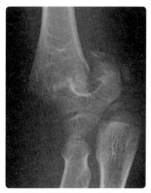
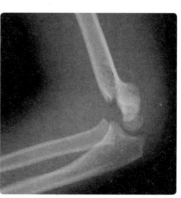

상완골 과상골절-소아를 대표하는 골절
(정면)　　　　　　　　　(측면)

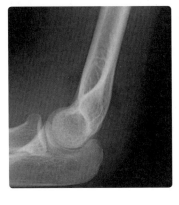
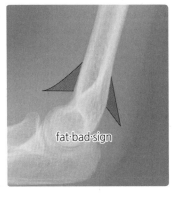

fat·bad·sign

- X-ray검사 상에서 판단하기에는 어렵기 때문에 꼭 정상부위 영상과 비교하면서 확인해야 한다.
- 상완골 과상골절의 치료방법은 팔을 수직으로 견인하는 방법과 수술이 있다.
- 상완골 외과골절은 Salter-Harris 4형으로 수술을 해야 하는 골절이다. 그대로 방치하면 변형이나 장애가 초래된다.

† MEMO fat · bad · sign

골절했을 때 혈종 등이 지방을 밀어 올려서 생기는 △ 부분

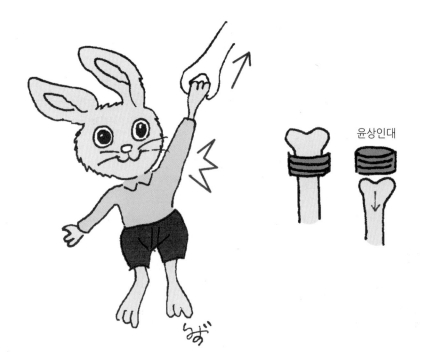

윤상인대

주내장(internal derangement of elbow)

- 아이들의 손을 위로 잡아 당기면 팔꿈치 통증 때문에 손이 안 올라오는 경우가 있다.
- 응급실에서 자주 볼 수 있으며 이것은 골절이 아닌 주내장(internal derangement of elbow)이다.
- 골절은 땅에 손을 짚었을 때 일어나지만 주내장은 손을 잡아당겨 팔꿈치를 포위하는 인대가 빠지면서 생긴다. 정복하면 다시 금방 팔이 올라오게 된다.

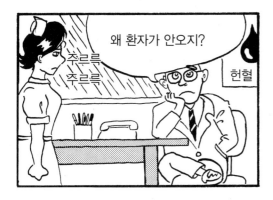

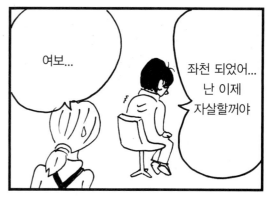

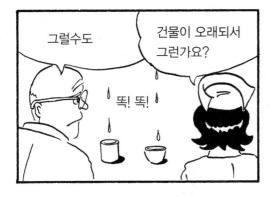

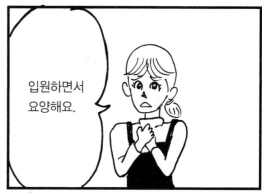

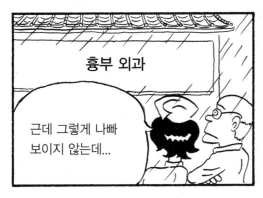

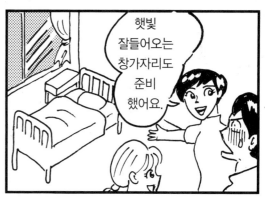

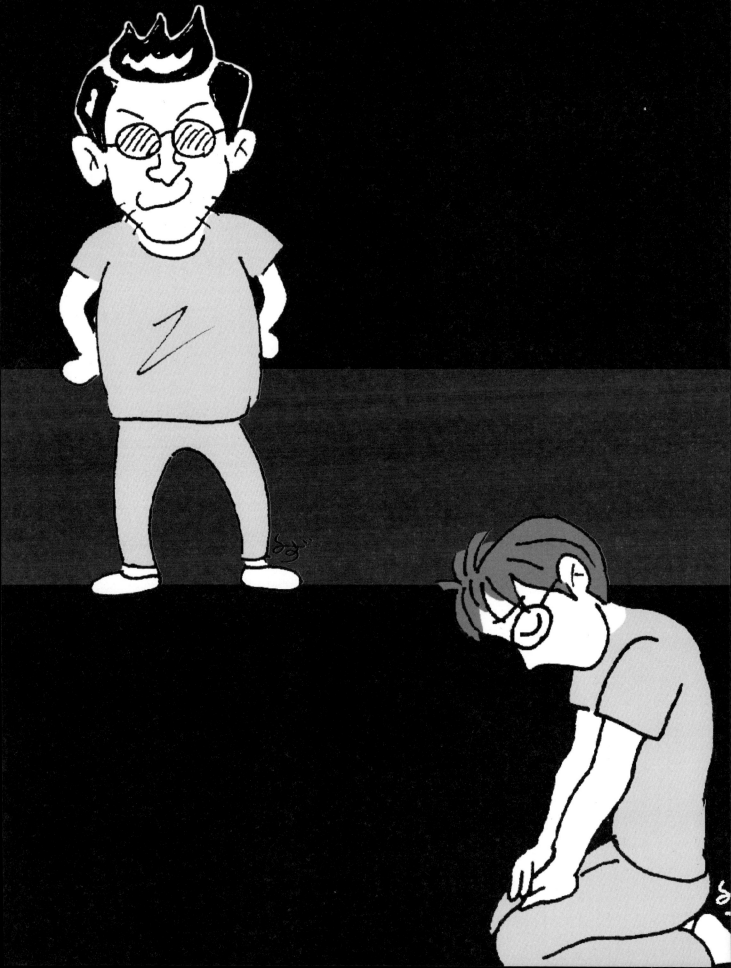

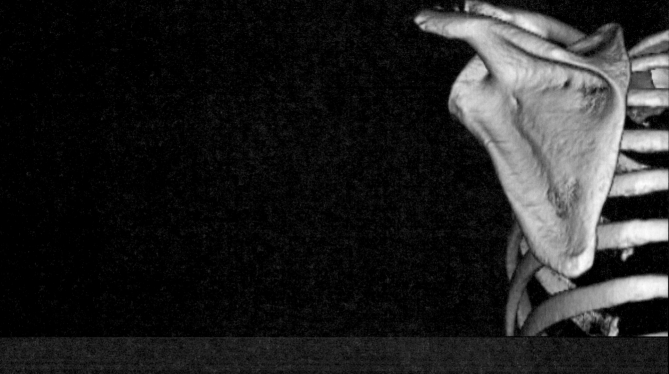

제 **9** 장

어 깨

어깨의 해부

정형외과의 **12** *map*

어깨는 가장 움직임이 큰 관절이다. 소의 얼굴 모양과 비슷한 견갑골과, 상완골로 구성된다. 두 뼈는 서양배 모양인 접시(glenoid)로 이어진다. 근육과 뼈가 서로 닿지 않게 쿠션 역할을 하기 위해서 견봉하낭이라는 것이 존재한다.

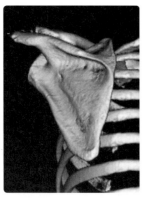

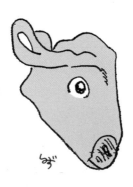

견갑골은 소와 비슷하게 생김

- 어깨관절은 가장 큰 관절이다.
- 어깨관절은 견갑골, 상완골로 구성된다.
- 견갑골은 소의 얼굴과 비슷하다.
- 2개의 돌기가 있다(견봉, 오구돌기).
- 상완골의 접시(glenoid)는 서양배와 비슷한 모양이다.
- glenoid주변을 관절순과 인대와 같은 조직들이 포위하고 있으며 상완골의 탈구를 예방한다.

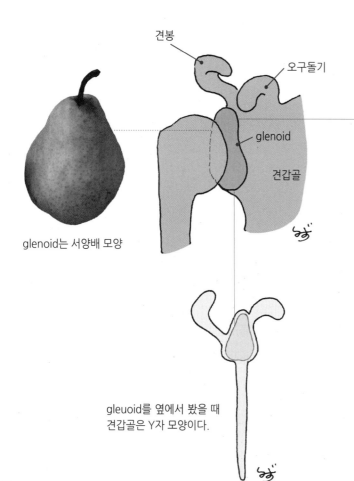

견봉

오구돌기

glenoid

견갑골

glenoid는 서양배 모양

gleuoid를 옆에서 봤을 때
견갑골은 Y자 모양이다.

■ **윤활유를 저장하는 견봉하낭**

- 견봉 아래에 윤활유를 저장하는 꾸러미가 있다(관절포와는 별개). 이를 견봉하낭(subacromial bursa, SAB)이라고 한다.
- 만성적인 압박이 지속되면 이 주머니가 염증을 일으키고 통증의 원인이 된다.
- 이 부위에 steroid를 주사하는 경우도 많다.

어깨의 탈구

사람을 두발로 서서 보행을 하기 때문에 매달려있는 어깨에 체중이 실리지 않는다. 그럼에도 불구하고 어깨는 자주 탈구되는 관절이다. 탈구가 반복되면 습관적으로 탈구되는 환자들도 있다. 어깨는 왜 탈구가 많을까?

01

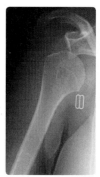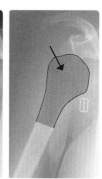

(여)신입: 탈구라고 하면 어깨요!

교　수: 어깨는 습관적으로 탈구되는 환자들도 많지.

(여)신입: 가장 큰 관절인 만큼 많이 탈구되나 보네요.

(남)신입: glenoid가 나빠서 그런 것 아닐까요?

교　수: 오~ 조금 똑똑해진 것 같구나.

(여)신입: 아! 견관절은 glenoid가 옆을 보고 있구나. 고관절은 위에 붙어있었는데.

교　수: 어깨는 불안정하고 잘 빠지지. 탈구까지 아니더라도 아탈구(느슨한 상태) 된 경우도 많단다.

어깨는 옆에 붙어있다.

■ 어깨는 쉽게 탈구된다

- 상완골의 골두와 glenoid는 서로 옆면으로 접해있기 때문에 접촉 면적이 좁다.

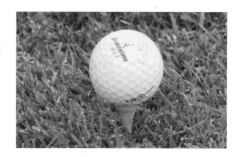

■ 반복성 견관절 탈구란

- 탈구가 반복되면 근육이 벗겨지거나 건이 늘어나거나 관절 꾸러미나 관절순이 느슨해진다. 이러한 변화가 생기면 탈구는 쉽게 일어난다. 이것을 반복성 견관절 탈구라고 한다.
- 반복성 견관절탈구는 영상 ① 상완골의 골두가 깨지는 Hill Sachs 손상 ② 관절순이 깨지는 Bankart 손상과 같은 특징이 있다.

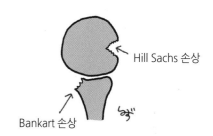

Hill Sachs 손상

Bankart 손상

견관절 탈구의 정복

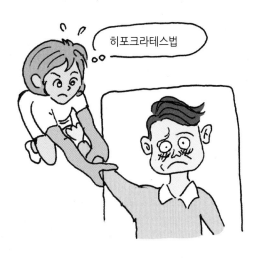

- 먼저 탈구를 정복해야 한다.
- 외래에서 주로 행하며, 마취를 하여 통증과 근육의 긴장도를 낮춘다.
- 탈구와 함께 골절이 있는 경우, 탈구를 고치면 대부분 골절 부위도 정복이 된다.
- 탈구가 심한 경우 수술을 한다.

■ 정복1 히포크라테스법

- 어깨를 외전시켜서 정복하는 방법. 어깨를 외전시킨 상태에서 손을 올리면 정복된다.

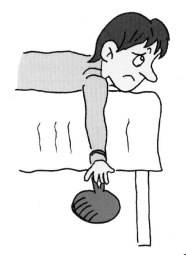

■ 정복2 스팀슨법

- 팔에 추를 매달아서 엎드리면 중력으로 인해 자연적으로 정복된다.
- 근력이 약한 노인들에게 좋은 방법이다.

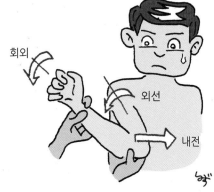

■ 정복3 코펠법

- 어깨를 외전, 전완은 회외 시키고 어깨를 내전시킨다.
- 골절을 일으킬 수 있다.

반복성 견관절 탈구의 수술

- 몇 가지 수술법이 있지만 대표적인 것은 glenoid에 벗겨진 조직을 꿰매는 방법(Bankart법), glenoid에 뼈와 근육을 꿰매는 방법(Bristow법), 느슨해진 조직을 다시 꿰매는 방법(Putti-Platt법)이 있다.
- 모든 수술은 관절경을 이용하여 시행하는 경우가 많다.

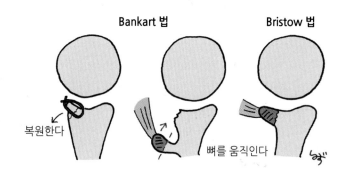

Bankart 법   Bristow 법

복원한다   뼈를 움직인다

■ Bankart법

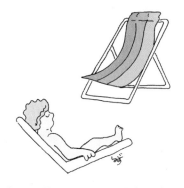

1. 환자를 그림과 같은 체위로 하고 어깨 후방에서 절개하여 관절경을 삽입한다.

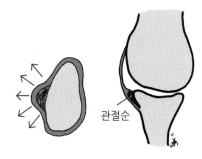

관절순

2. 관절순이 뜯긴 glenoid를 찾는다.

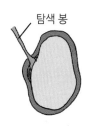

탐색 봉

3. 관절순을 관찰한다.

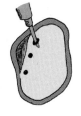

4. 뼈에 구멍을 뚫는다.

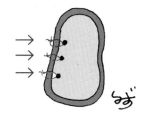

5. 실을 뼈와 관절순을 통과시키고 묶어서 고정한다.

† MEMO suture anchor

1990년쯤부터 suture anchor라고 불리는 실과 금속이 연결된 도구가 많이 쓰이고 있다.

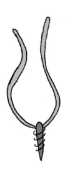

(남)신입: 견쇄관절 탈구라는 것도 있다고 들었는데요.

(여)신입: 그건 어느 부위 탈구죠?

교　수: 어깨관절과는 다르게 쇄골과 견갑골 사이에도 관절이 있단다. 견갑골은 2개의 돌기와 쇄골을 고정하는 여러 개의 인대가 있지. 그 인대들이 끊어지면 쇄골이 탈구된단다.

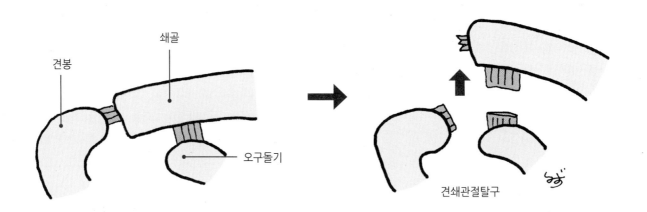

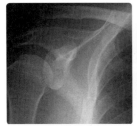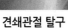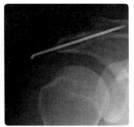

견쇄관절 탈구　　Phemister 법

■ 견쇄관절 탈구의 수술

- 쇄골을 다시 연결시키는 방법으로 ① 동선을 사용하는 방법(Phemister법) ② 오구견봉인대를 뼈에 붙인 채로 이동시키는 방법(Weber법) 등이 있다.

견관절 주위염, 건반손상

사십견, 오십견이라는 단어로 알 수 있듯이 어깨 통증은 나이에 따라 증가한다. 그러나 어깨 통증이라 하여도 건초염인 경우도 있고 근육파열일 수도 있고 원인은 다양하다.

02

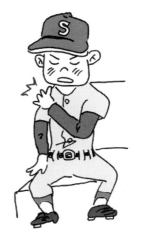
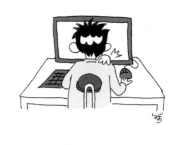

(여)신입: 탈구는 주로 다치거나 하면 일어나지만 다치지 않았는데도 불구하고 어깨 통증을 호소하는 환자분들이 많이 계시는 것 같아요. 그리고 어깨가 안 올라간다고 오시는 환자분도 계시고요.

교 수: 사십견, 오십견이라고 불리지. 정형외과에서는 견관절 주위염이라고 한단다.

(여)신입: 주위염이요?

교 수: 다양한 병적인 부분을 포함해서 부르기 때문에 그렇게 부른단다.

(남)신입: 이런 병들은 자연적으로 치유되는 경우도 많다고 하더군요.

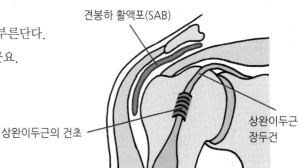

견봉하 활액포(SAB)

상완이두근의 건초

상완이두근 장두건

견관절 주위염

- frozen 어깨, 오십견이라고도 한다.
- 증상은 특히 저녁에 통증이 심하며 어깨가 굳어서 움직이지 않는다.
- 중년 이후 50대에 많다.
- ① 활액포에서 일어나는 염증 ② 관절포에서 일어나는 염증 ③ 상완이두근의 건초에서 일어나는 염증
- X-ray검사상 정상적으로 나타나는 경우가 많다.
- 가끔 돌이 생기는 경우(석회침착성 근염)도 있으며 심한 통증을 호소한다.

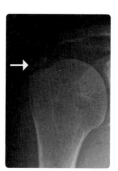

석회침착성 근염

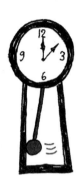

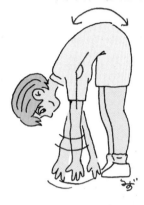

허리를 구부리면 구부릴수록
어깨가 위로 올라간다.

■ 견관절 주위염의 치료

- 급성기에는 삼각근이나 스타킹으로 고정하고 안정을 취한다.
- 그러나 어깨는 방치하면 굳는다(구축).
- 관절이 굳지 않도록 옆에 그림과 같은 운동을 시행한다.

건판손상

(여)신입: 옆집 아저씨가 어깨는 잘 움직이는데 통증이 있다고 합니다. 그러면 이것도 견관절 주위염 인가요?

교 수: 팔이 올라간다고 했지?

(여)신입: 네. 올라가지만 약간 부자연스럽다고 합니다.

교 수: impingement하고 있군.

(남)신입: impin... 뭐라고 하셨죠?

교 수: '충돌하다' 라는 뜻이지.

(여)신입: 어깨 안에서 뭐하고 충돌하나요?

교 수: 아마도 그 환자분은 어깨를 움직이면서 근육이 닳아서 손상을 입었을꺼야.

(여)신입: 특별히 다치거나 그런 적은 없다고 하던데요?

교 수: 나이가 들면 넘어지거나 외상이 없더라도 손상이 간단다.

■ 건판의 구조

- 어깨는 표면이 근육과 안쪽의 근육으로 덮여있다 (outer muscle, inner muscle).
- 내측에 있는 근육(극상근, 극하근, 소원근, 견갑하근의 4가지)이 모아져 판을 이루는데 이것을 건판이라고 한다.
- 가장 많이 손상을 입는 곳은 극상근이다.
- 건판은 영어로 cuffs라고 한다. 셔츠의 소매부분을 의미하는 단어와 같다. 셔츠의 띠와 같이 어깨를 보강하고 있다고 생각하면 좋다.

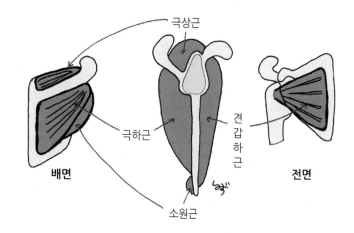

■ 건판손상

- 어깨를 외전할 때, 건판은 견봉과 상완골 사이에 낀다 (impingement된 상태).
- 중년 이후, 약해진 건판은 점점 닳게 된다.
- 팔을 옆으로 올리면 어깨주변 통증이 있다. 이것을 painful arc라고 한다.
- 완전단열이면 팔이 올라가지 않는다.
- X-ray검사에서는 견봉과 상완골 틈이 좁게 나타난다.
- 근육 단열은 MRI검사에서 진단이 가능하다.

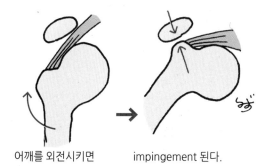

어깨를 외전시키면   impingement 된다.

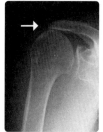 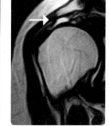

건판손상   **MRI 영상**
(X-ray 영상: 틈이 좁다)   (건판이 끊어진 상태)

■ 건판손상의 치료

- 대부분 보존치료를 한다.
  - 60세 이하에서 활동성이 높은 환자인 경우 수술을 권한다.
  - 대표적인 수술로 ① 견봉형성술 ② 건판수복술
  - 관절경을 이용한 수술을 시행한다.

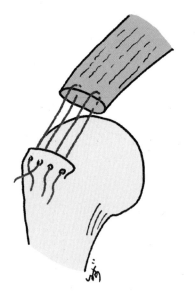

McLaughlin 법

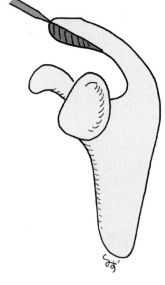

견봉형성술

(여)신입: (해부도를 보면서) 건판은 맛있게 생겼네.

(남)신입: 왜?

(여)신입: 견갑골이 소의 머리라고 하면, 건판은 소의
볼살이잖아.

(남)신입: 그러네. 맛있겠다.

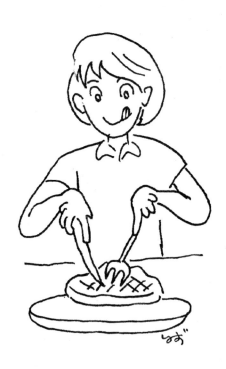

재활치료

(남)신입: 재활치료도 병원에서 많이 들을 수 있게 되었네요.

(여)신입: 고령 환자분들도 이 단어를 많이 쓰시는 것 같아요.

교　수: 나는 정형외과 치료 = 진단 X 수술 X 재활치료 라고 생각한단다. 더하는 것이 아니라 곱하는 데 의미가 있지. 수술이 100이어도 재활치료에서 0이면 결과는 0이라는 거지. 의사는 수술만 하면 되는 것이 아니란다. 재활치료와 2인 3각인 관계라는 것을 꼭 명심해야 한단다.

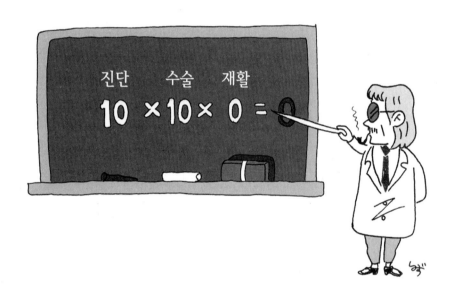

† MEMO

- OT : 작업치료
- PT : 물리치료

(여)신입: 교수님. OT와 PT는 뭔가요?

교　수: OT는 occupational therapy, PT는 physical therapy를 뜻하지.

(여)신입: 차이점을 모르겠어요.

교　수: 미묘하게 다르지. PT는 눕고 일어나고, 보행 등 기본적인 동작을 다루고, OT는 옷을 입고 벗기, 세안, 식사 등 ADL과 관련된 동작을 다룬단다.

(여)신입: 더 복잡해진 것 같아요.

교　수: 환자를 화장실까지 가게 만드는 것이 PT의 역할이고, 볼일을 보는 것은 OT의 영역이지.

(여, 남)신입: 이제 알 것 같아요.

(남)신입: 어느 분야가 주류를 이루고 있나요?

교　수: 치료사 수로 말하면 PT가 더 많지. 그러나 둘 다 중요한 분야란다.

(남)신입: OT를 다루는 병원은 적나 봐요.

교　수: 그렇지. 뇌졸중이나 손 전문병원 같은 곳에 OT를 많이 하지.

(남)신입: 그렇군요.

교　수: 하나 더, 뇌졸중의 재활은 질적으로 이루어지는 반면, 정형외과는 양적으로 승부하지.

(여)신입: 왜 또 어렵게 말을 하시나요.

교　수: 뇌졸중 환자들은 근육이 있어도 마비가 있거나 근긴장 증상이 있어 잘 움직이지 못하지. 그래서 질을 향상시키는 것이 중요하단다. 반면 정형외과 환자들은 각도라던지 근육량 등 숫자적인 양을 향상시켜야 하지.

(여)신입: 재활치료라고 하여도 여러 가지가 있군요.

교　수: 그래도 고령환자들은 모두 재활치료를 좋아하지. 잃어버린 능력을 회복하는 것에 재미를 느낀단다.

(남)신입: 재활치료에도 단점이나 문제점이 있나요?

교　수: 사고가 일어날 때가 있지.

(남)신입: 사고요?

교　수: 고령층은 위험이 많이 따르고 수술 후 환자들은 아직 체력이 회복되지 않는 경우도 있지. 이때 재활치료를 무리하게 하면 건이 끊어지거나 수술로 복구시킨 관절이 다시 탈구가 될 수 있단다. 또한 조기이상으로 인해 기립성 저혈압으로 낙상하는 경우도 있지.

(여)신입: 어떻게 하면 좋나요?

교　수: 결국 의사나 간호사, OT, PT 모두가 연계할 필요성이 있지.

(남)신입: 서로 협력하는 것이 제일 중요하군요.

(여)신입: 그나저나 교수님. 저 아까 전에 곱하기 식에 약간의 불만이 있어요.

교　　수: 어느 부분에서?

(여)신입: X 간호사 가 빠진 것 같아요.

교　　수: 그렇구나. 깜빡했군. 그래도 아직 너희들을 식에 대입시킬 수 없어.

(여)신입: 왜죠?

교　　수: 너흰 아직 0이기 때문이지. 하하하.

(여, 남)신입: 저흰 아직 멀었군요.

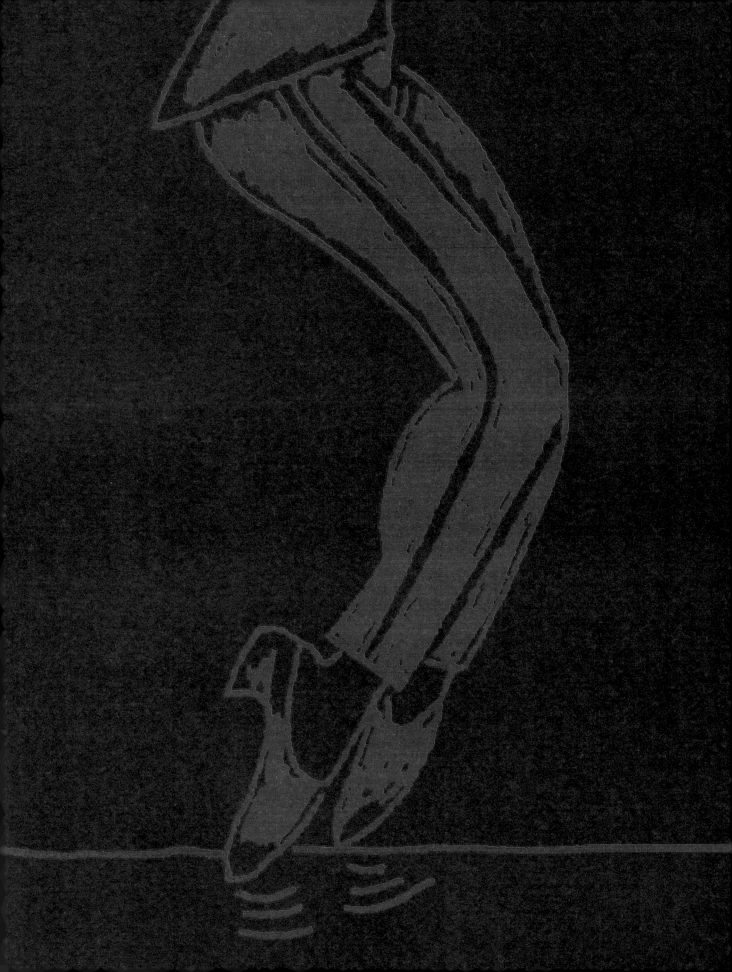

발의 뼈는 손의 뼈와 비슷하게 생겼으나 두 다리로 걷는 역할을 수행해야 함으로 강한 구조를 가지고 있다. 발의 관절은 옆에서 보면 아치형을 그리고 있으며 이러한 구조로 인해 체중을 지탱하고 있다.

제**10**장

발

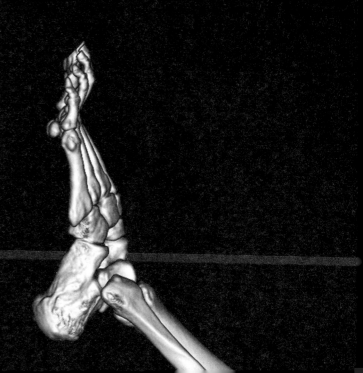

발의 해부

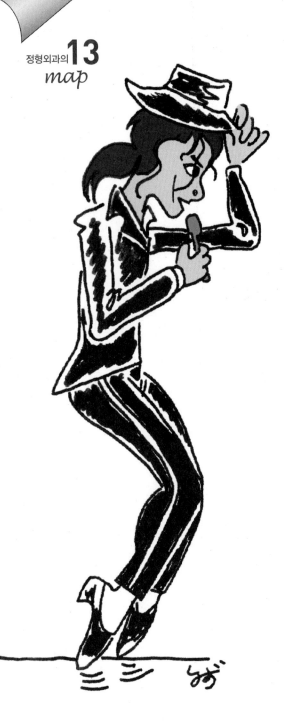

정형외과의 **13**
map

(남)신입: 발은 참 우수한 인체구조인 것 같아요. 기어 다니던 아기가 일어서는 것도 그렇고요.

(여)신입: 발레리나들은 발가락으로 서기도 하죠.

교　수: 발은 참 위대하지. 무릎이나 고관절 부상은 많은데 변형성 족관절증과 같은 건 들어본 적이 거의 없으니까.

(남)신입: 뭔가 비밀이 있을 것 같아요.

■ 우수한 발의 비밀1 – 발의 기본적 구조

- 발은 긴 뼈(지골, 중족골)와 뿌리부분인 족근골, 발꿈치의 종골, 그 위에 위치하는 거골로 구성된다.
- 발가락을 뜻하는 한자는 指자가 아닌 趾를 사용한다.
- 발바닥은 아치형으로 되어있으며 체중을 분산시킨다.
- 세로와 가로로 각각 아치를 이룬다.

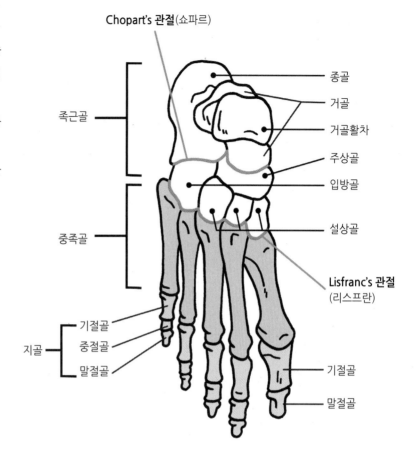

Chopart's 관절(쇼파르)
족근골
종골
거골
거골활차
주상골
입방골
설상골
Lisfranc's 관절 (리스프란)
중족골
지골
기절골
중절골
말절골
기절골
말절골

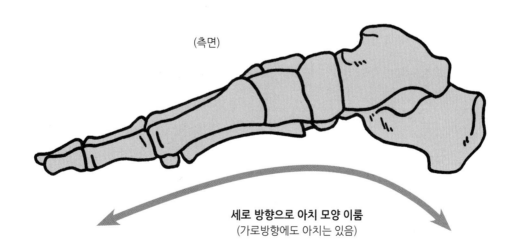

(측면)

세로 방향으로 아치 모양 이룸
(가로방향에도 아치는 있음)

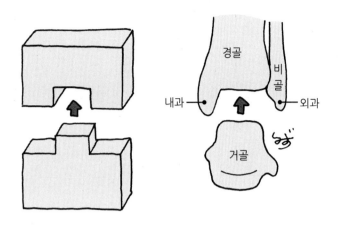

■ 우수한 발의 비밀2 – 발의 관절

- 족관절은 거골과 경골, 비골로 구성된다.
- 경골과 비골 틈에 생긴 오목한 부분에 거골이 위치하게 된다.
- 경골 밑의 볼록한 부분을 내과(안쪽복사)라고 한다.
- 비골 밑의 볼록한 부분을 외과(가쪽복사)라고 한다.
- 외과가 더 밑에 위치한다.
- 외과가 더 말단부위에 위치하기 때문에 발목 염좌는 새끼 발가락 쪽으로 많이 손상이 된다.

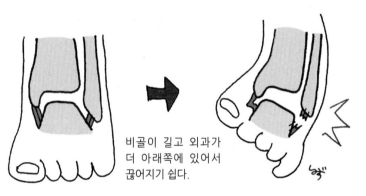

비골이 길고 외과가 더 아래쪽에 있어서 끊어지기 쉽다.

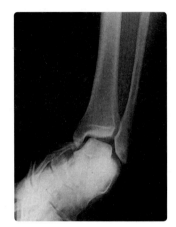

■ 우수한 발의 비밀3 – 발의 인대

- 많은 인대가 발과 발의 관절을 보강하고 있다.
- 거비인대(외측)가 가장 잘 끊어진다.
- 경비인대(정중)가 끊어지면 경골과 비골이 분리된다.

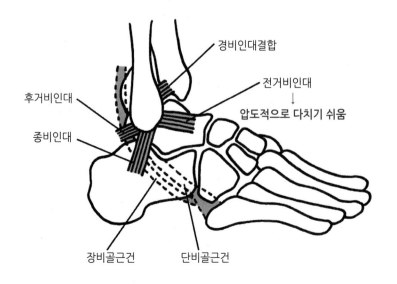

■ 여러 가지 발의 모양

- 발은 많은 뼈가 모여서 이루어진다. 인대 또한 많이 엉켜있으며 복잡한
  구조를 이룬다. 그렇기 때문에 여러 변형이 생긴다. 이는 단독으로 생기
  는 것이 아니라 복합적으로 나타나는 경우가 많다.

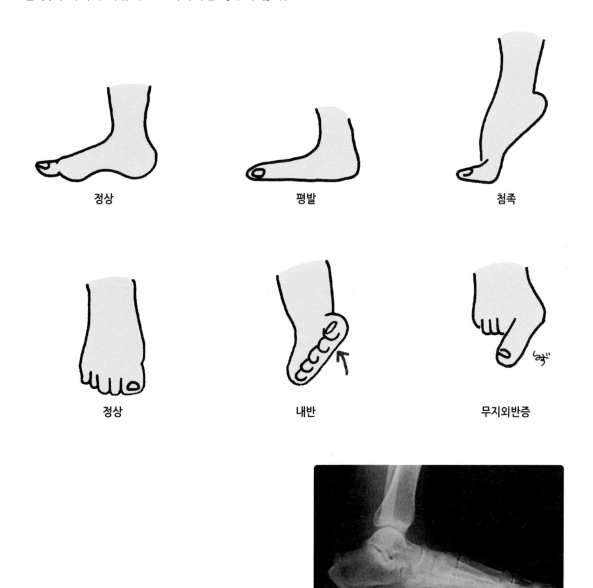

정상　　　　　　　　평발　　　　　　　　첨족

정상　　　　　　　　내반　　　　　　　무지외반증

아치가 없는 평발
(arch)

01

무지 외반증

발의 엄지발가락 관절부위가 '〈' 모양으로 꺾이는 변형이 무지 외반증이다. 여성에게 많으며 높은 굽의 신발을 신는 것 등이 원인 중 하나라고 한다. 모양 및 겉보기뿐 아니라 통증이나 붓는 것 때문에 고민하는 환자들이 많다. 수술의 방법은 다양하다.

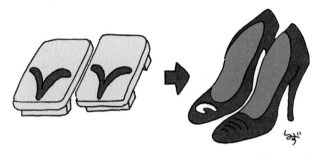

(여)신입: 하이힐을 신는 여성에게 많이 일어나는 변형이죠.

(남)신입: 그러게. 남자의 무지 외반증은 잘 들어보지 못한 것 같아요.

교　수: 원래 동양에는 많지 않았단다. 생활습관이 서양화되면서 증가되었지.

(남)신입: 그나저나 이것은 미용적인 문제로 인한 병인건가요?

교　수: 그냥 단순한 변형은 아니란다. 관절부위가 빨갛게 붓거나 발바닥에 티눈이 생기거나 통증을 느끼는 환자들이 많단다.

(여)신입: 여자들은 무릎도 아프고 발도 아프고 힘들어요.

밖을 향한다

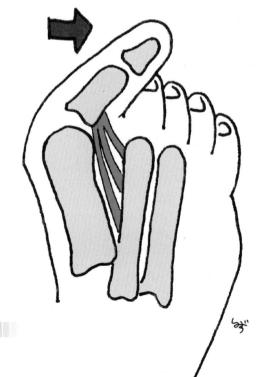

■ 무지 외반증이란?

• 무지 외반증이란 엄지 발가락이 바깥쪽으로 휘어지는 변형이다.

• 손에 대한 변형이 아니기 때문에 한자로 표기할 때 外反母趾로 표기한다.

• 압도적으로 여성에게 많다.

• 제2차 대전 후, 환자들이 증가하였다. 하이힐, 체중증가, 근력저하 등이 원인으로 알려져 있으나 정확하지 않다.

• 엄지 발가락 근위부 활액낭에서 염증이 생겨 빨갛게 붓는다.

• 발바닥(2-3번째 발가락 부위)에 굳은살이 잘 생긴다.

• 발의 아치가 작아진다(평발).

■ 영상으로 보는 무지 외반증 진단

- 중족골의 각도가 커진다(제1,2 중족골 간의 각도).
- 제1중족골과 엄지발가락의 각도가 커진다.

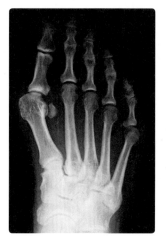
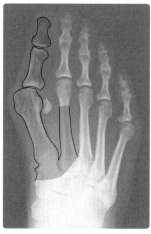

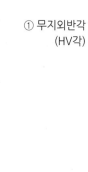
① 무지외반각
(HV각)

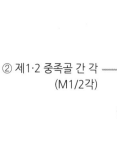
② 제1·2 중족골 간 각
(M1/2각)

(여)신입: 치료는 어떻게 하나요?

교　수: 먼저 장비를 착용하여 교정한단다.

(여)신입: 많이 본 적 있는 것 같아요.

(남)신입: 그래도 증상이 진행되면 수술을 하게 되나요?

교　수: 뼈의 변형은 뼈를 직접적으로 건드리지 않으면 회복이 안 되지. 그리고 수술방법도 아주 많단다. 100종류를 능가한다고 하지. 여기서는 가장 대표적 수술방법인 절골술을 소개하자.

무지외반증의 치료

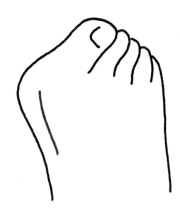

1. 엄지발가락의 피부를 절개한다.

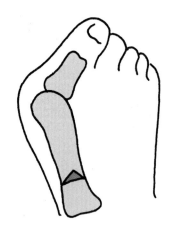

2. 제1중족골을 들어내고 삼각형으로 절단한다.

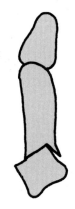

3. 뼈를 움직여서 변형을 교정한다.

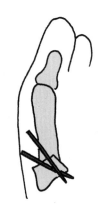

4. 뼈를 핀으로 고정한다.

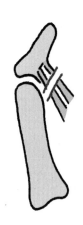

5. 엄지발가락을 당기는 근육을 절단하여 당김을 최소한으로 한다.

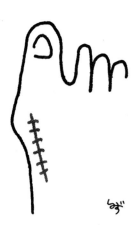

6. 수술 끝!

(남)신입: 그나저나 여자들은 왜 하이힐을 신지?

교 수: 중국의 전족도 발을 혹사시키는 습관이지. 미를 향한 집착이지 않을까.

(여)신입: 그래서 전 하이힐은 신지 않으려구요.

(남)신입: 왜?

(여)신입: 걷기 불편하고 병원에서 신으면 오염될 것 같고. 무엇보다 간호사에는 필요 없는 신발이지요.

(남)신입: 간호사라는 직업은 역시 발이 편해야지.

02

아킬레스건 파열

그리스 신화 영웅에서 유래되는 아킬레스건은 인체에서 가장 크며 강한 건이다. 운동회나 시합에서 아킬레스건 파열로 병원에 실려가는 환자들은 적지 않다.

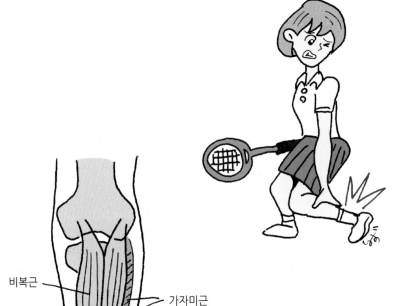

■ 아킬레스건이란?

- 아킬레스건은 종아리 근육(가자미근, 비복근)부터 이어지는 건이다.
- 인체의 건 중에서 가장 두껍다.
- 종아리 근육과 발꿈치의 종골을 이어준다.
- 아킬레스건은 paratenon이라는 얇은 막으로 쌓여있다. 아킬레스건에는 건초가 없다. 건 자체의 막과 paratenon사이에 액체가 있으며 건이 매끄럽게 움직일 수 있도록 돕는다.

비복근

가자미근

아킬레스 건

■ 아킬레스건 파열의 증상과 검사

- 다쳤을 때 뒤에서부터 걷어 차인 느낌, 소리가 났다 등을 호소하는 환자들이 많다.
- 걷는 것은 가능하나 달리지 못하며 발가락에 무게를 실지 못한다.
- 정상에서는 종아리를 만지면 발이 밑으로 향하지만 아킬레스건 단열인 경우 움직이지 않는다(Thompson test 양성).

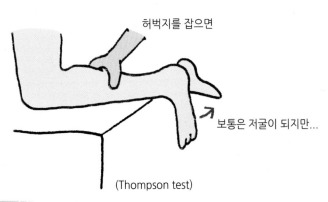

허벅지를 잡으면

보통은 저굴이 되지만...

(Thompson test)

아킬레스건 파열의 보존요법

- 아킬레스건은 잘 붙는다. 그러므로 보존요법(깁스)을 많이 한다.
- 깁스를 감을 때 아킬레스건이 잘 붙도록 발가락을 땅과 수직으로 두고 감아야 한다.
- 고정기간은 길다.
- 발바닥에 판을 넣어서 하나씩 판을 빼서 발꿈치 각도를 90도로 맞춰가는 도구를 쓰기도 한다.

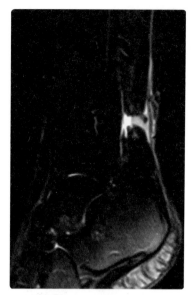

아킬레스 건 파열의 MRI

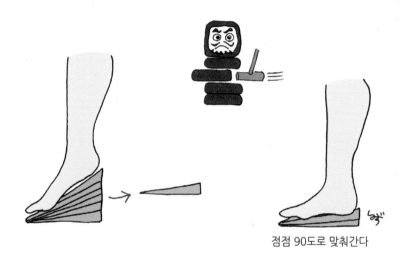

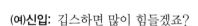

점점 90도로 맞춰간다

(여)신입: 깁스하면 많이 힘들겠죠?

교　수: 참을 수 밖에. 원래 깁스란 냄새 나고 가렵고 그런거지.

(남)신입: 수술은 어떤가요?

교　수: 수술 후에도 깁스는 감아야 한단다. 보존요법과 수술 어느 쪽이 좋은지는 결론이 나지 않고 있지. 수술은 운동선수들의 복귀나 깁스 고정시간을 단축시켜주지만 입원을 해야 하고 무엇보다 비용이 들지.

아킬레스건 파열의 수술

- 아킬레스건을 잇는 방법은 여러 가지가 있다.

■ 건 봉합술

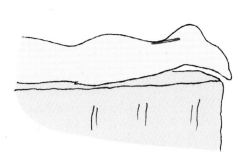

1. 환자를 prone position으로 눕힌 후 종아리~발꿈치까지 절개한다.

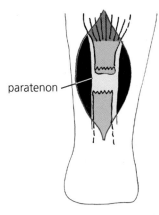

2. 근막, paratenon을 잘라내어 아킬레스건을 꺼낸다. 보통 완전히 파열된 경우가 많다.

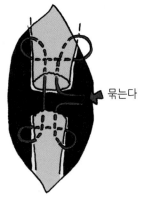

3. 실을 각각의 아킬레스건에 통과시킨다.

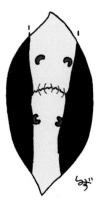

4. 실을 묶는다(paratenon도 같이 당겨 놓는다).

(여)신입: 왜 아킬레스건이라고 하는거에요?

(남)신입: 그거야 아킬레스라는 사람이 다친 거 아닐까요?

(여)신입: 아킬레스님은 잘생기고 남자다운 사람이었을 꺼야.

(남)신입: 그 아킬레스님이 여기를 다쳐서 죽었다는 일화로부터 사람의 약점이라고 불리고 있죠.

교　수: 그렇지만 난 잘 납득이 되지 않는다네.

(여)신입: 왜죠?

교　수: 왜냐면 아킬레스건은 잘 회복이 되기 때문이지.

(남)신입: 그러고보니... 깁스로 보존적 치료가 가능할 정도죠.

교　수: 내가 생각하기에 아킬레스건보다 반대쪽인 정강이가 더 약점인 것 같은데...

(남)신입: 맞아요! 거긴 사람이라면 한번쯤은 다 경험해봤을 통증이죠.

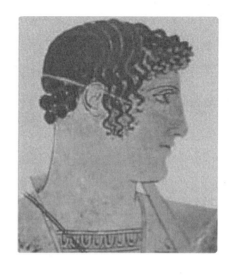

† MEMO **아킬레스건의 유래**

아킬레스는 그리스 신화에 등장하는 영웅이다. 그의 어머니가 신의 강의 물로 아킬레스를 목욕시켜 불사의 몸으로 만들려고 하였으나 손으로 잡고 있던 발목부위만 젖지 않았다. 결국 아킬레스는 발꿈치 부위를 화살에 맞아 죽게 되는데 이러한 전설로 인해 아킬레스건은 치명적인 약점을 뜻하는 어휘로 남게 되었다.

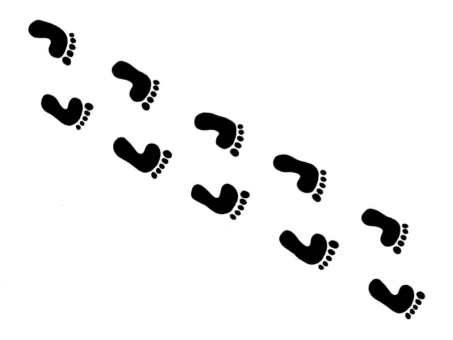

03

발의 절단술

절단수술의 원인은 부상, 종양, 감염, 당뇨병, 혈액순환장애, 선천성질병 등이 있다. 최근에는 고령환자들의 절단이 증가하고 있는 추세이다.

(여)신입: 수술실 간호사 얘기로는 정형외과 의사들은 톱으로 뼈를 자른다고…

교　수: 될 수 있으면 피하고 싶은 수술이지.

(여)신입: 어쩔 수 없이 절단을 해야 하는 경우, 환자들의 심적인 부분도 잘 케어 해줘야겠어요.

교　수: 그래서 절단은 마지막 수단이란다.

(남)신입: 그래도 운동선수들 중에서는 의족으로 달리기를 하는 선수들도 있죠.

교　수: 파괴적이지만 건설적인 수술이라고 할 수도 있지.

■ 절단술의 적응증

- 혈액순환이 원활하지 않아서 조직이 죽는 것을 괴사라고 한다.
- 당뇨병이나 감염, 화상, 동맥혈전, 동상 등과 같은 병으로 발이 괴사되는 경우가 많다. 괴사되면 피부는 검게 변한다.
- 한번 괴사된 조직은 회복이 되지 않는다.
- 치료방법으로 괴사부위를 잘라내야 한다.
- 괴사부위를 남겨놓으면 전신상태가 악화되어 패혈증, 신부전증과 같은 생명에 위험을 끼치게 되는 경우도 있다.

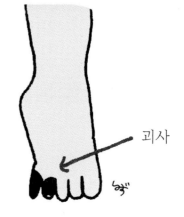

괴사

■ 어디서 절단하느냐?

- 발의 괴사인 경우 보통 그보다 근위부에서 절단한다.
- AK는 above knee로 무릎 위에서 절단한다. 대퇴절단이다.
- BK는 below knee로 무릎 밑에서 절단한다. 하퇴절단이다.
- 혈류의 정도에 따라서 절단부위를 정한다.
- 혈관조영, MRI, CT, doppler검사 등이 혈류 측정을 위해 유효한 검사이다.
- 무릎 뒷부분의 혈관(슬와동맥, popliteal artery)이 막히면 BK를 시행하여도 다시 막혀 괴사가 오는 경우가 많다.

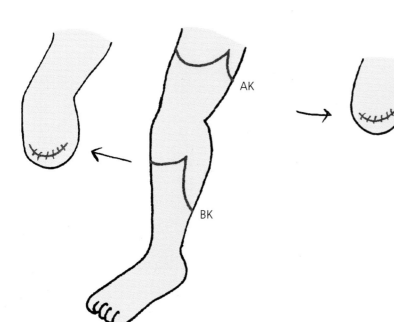

AK

BK

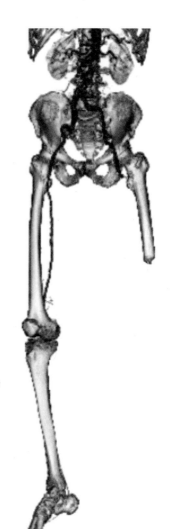

좌측 AK 후
CT angiography 영상 혈관이 대퇴부 위에서 끊김을 확인 할 수 있다.

■ 대퇴절단 AK수술법

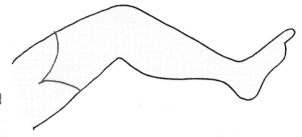

1. 전방과 후방의 피부를 그림 과 같이 절개한다.

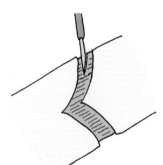

2. 근육을 절개한다.

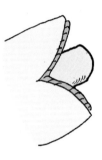

5. 절단된 상태

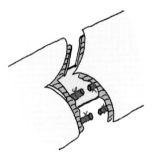

3. 옆으로 지나가는 혈관들은 실로 묶거나 전기메스로 응고시켜서 자른다. 신경 도 가능한 짧게 자른다.

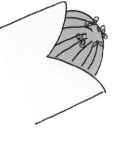

6. 근육으로 뼈를 덮는다. 근 육끼리 봉합하거나 뼈에 구멍을 내어 실을 통과시 켜 근육과 봉합한다.

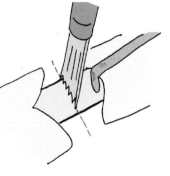

4. 뼈를 톱으로 절단한다.

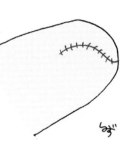

7. 피부를 봉합한다(전방과 후방을 잇는다).

(여)신입: 수술 후에는 어떤 점을 주의해야 하나요?

교　수: 먼저 감염에 주의가 필요하지. 절단한 피부는 원래 혈류가 좋지 않은 상태였기 때문에 상처회복이 더디단다. 특히 당뇨병 환자인 경우 더더욱 감염에 취약하지.

(여)신입: 전면과 후면의 피부를 끌어 당기는 것이기 때문에 균형을 맞추기도 어려울 것 같아요.

(남)신입: 절단한 다리는 어떻게 처리하나요?

교　수: 매장하는 경우도 있단다. 병원에서 처리할지 말지 사전에 가족들과 확인이 필요하지.

교　수: 그리고 투석환자의 경우, 절단 후 체중변화가 있으니 꼭 다리의 무게를 측정해야 한단다.

(남)신입: 그렇군요.

교　수: 또한 수술 후에 환지통이 오는 경우도 있지. 절단 후 지금까지 있었던 말단부위 통증이 있는 것 같다고 느끼는 현상이 간혹 있단다.

(여)신입: 신비하네요.

교　수: 절단술은 여러 가지 종류가 있으니까 미리미리 공부를 해놓아야 한단다.

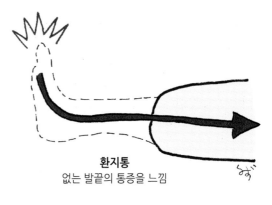

환지통
없는 발끝의 통증을 느낌

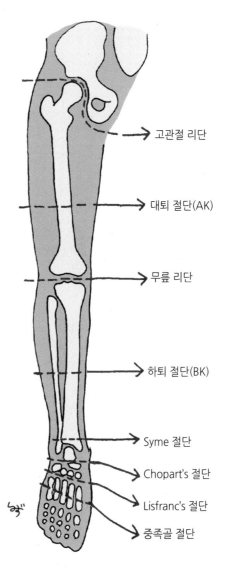

고관절 리단

대퇴 절단(AK)

무릎 리단

하퇴 절단(BK)

Syme 절단

Chopart's 절단

Lisfranc's 절단

중족골 절단

수술의 함정

정형외과는 외과이다. 그러므로 수술하는 과이다. 그러나 정형외과 치료는 수술실에서만 이루어지는 것이 아니다. 외래(수술 전), 병동(수술 후)에서도 주의를 해야 한다. 물론 수술만 성공한다고 하여서 치료가 끝나는 것은 아니다.

교 수: 수술은 입원환자에 있어서 가장 큰 이벤트지.

(남)신입: 그럼요.

교 수: 그러나 수술은 입원기간 중 딱 하루만 차지하지.

(여)신입: 의사는 수술하고 끝일 수 있지만 간호사는 계속 환자를 봐야 하죠.

교 수: 여기서는 이 책의 마무리로써 환자보다 간호사가 잘 빠지는 함정에 대해 공부해보도록 하자.

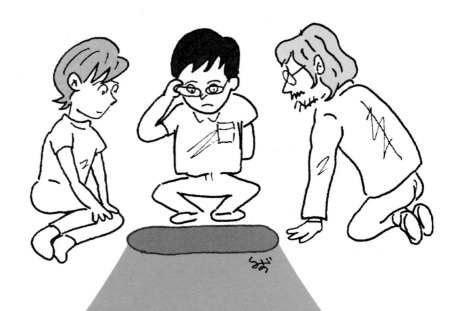

수술전의 함정

합병증

- 고령환자인 경우 모두가 합병증을 가지고 있다고 생각해야 한다.

당뇨병

- 상처부위가 오염되기 쉽다.
- 혈전이 생기기 쉽다.
- 당뇨병 약이 조영제를 사용하는 검사에 필요한 약물의 금기증이 되는 경우가 있다.
- 당뇨병은 증상이 적다. 그러므로 방치된 환자들도 많다.
- HbA1c 검사치를 확인한다. 정형외과에서는 혈액검사를 하지 않는 경우도 많기 때문에 꼭 챙겨야 한다.
- 소변검사를 통해 알 수 있다.
- 하루 섭취량을 정한다(하루 1500kcal 정도).

고혈압

- 수술은 침습적이기 때문에 평상 시보다 혈당 및 혈압은 높게 측정된다.
- 척추 수술에서는 저혈압으로 맞춘다. 그러나 수술 후에는 다시 정상 혈압으로 유지해야 한다.

폐

- 폐 기능 검사에서 이상(FVC가 1L이하)이 있으면, 수술 후에 extubation이 안될 수 있다.
- 호흡 훈련, 흡인 등이 필요하다.

신장

- 수술 후 신부전이 올 수 있다.
- 조영제를 사용하지 못한다.

심장

- 부정맥(심방세동, 협심증, 심근경색)여부를 확인한다.
- 수술 후, 과다한 수액은 심부전을 일으킬 수 있다.

환자 가족

- 환자는 수술을 거부하지만 가족들만 수술을 원하는 경우나 그 반대인 경우가 있다.
- 가정에 다른 환자가 있어 빨리 퇴원을 원하는 경우 또는 입원을 길게 하고 싶다는 등의 요구사항을 파악하는 것도 중요하다.

투약

- 고령 환자인 경우 복용중인 약명을 모르거나 숨기는 경우가 있다.
- 최근에는 유사품인 약도 많다.

항혈전제

- 수술기간 동안 투약을 금해야 한다.
- 출혈이 일어나기 쉽다. 수술, 검사, 마취하는데 있어서 위험하다.
- 다른 과에 입원하면서 복용하고 있는 환자들이 많다(협심증, 뇌졸중 등).

스테로이드제제

- 당뇨병이나 류마티스 환자들이 많이 복용한다.

- 항염증작용이 강한 마법의 약이라고 할 수 있으나 아래와 같은 부작용이 있다. 감염, 골다공증, 소화성궤양, 당뇨병 악화, 동맥경화, 정신장애 등이 있다.
- 척수손상 치료로 steroid를 사용하는 경우가 있다. 이 때는 단기간에 대량의 steroid를 투약한다. 부작용에 주의가 필요하다(위 보호제 투약 등).
- 장기간 복용을 하게 되면 체내에서 steroid를 만드는 부신의 기능이 저하된다. 급하게 투약을 끊으면 steroid부족으로 환자상태가 위험해진다. 그러므로 끊을 때 tappering이 필요하다.

NSAIDs
- 통증이 있을 때 흔하게 처방되는 약이기 때문에 대부분의 정형외과 환자들이 복용한다.
- 위궤양, 소화기 출혈이 있을 수 있다.
- 무증상으로 경과 중 갑자기 토혈을 하는 경우가 있다.
- NSAIDs와 상관없이 입원자체가 스트레스이기 때문에 위장에 부담이 된다.

견인
- 손가락 움직임이나 위치, 피부 색 등을 확인해야 한다.
- 견인 상태를 유지한다. 무게 추가 바닥에 닿지 않도록 주의한다.
- 와이어 삽입부위 감염에 주의한다.
- 욕창에 주의한다.
- 뼈에 와이어가 관통되지 않으면 환자는 통증을 느낀다.

비골신경 마비
- 비골의 무릎쪽 바로 밑에 비골신경이 지나간다.
- 깁스 등으로 여기가 압박되면 다리가 올라가지 않게 된다.
- 발이 외전 된 상태에서 견인을 유지하면 비골신경이 마비되기 쉽다.
- 비골두 주위에 압박을 주지 않도록 깁스를 자르거나 베개로 지지를 한다. 발(다리)를 내전시키는 것이 도움이 된다.

깁스
- 청결을 유지해야 한다.
- 깁스를 풀렀을 때 수포가 생기는 경우가 있다. 이렇게 되면 수술시기를 연장해야 한다.

수술 후 함정

Drain

- 상처부위를 봉합하여도 피부 내에서는 지속적으로 출혈이 있다.
- 피를 빼주지 않고 계속 몸 안에서 고이게 되면 혈종이 생긴다. 혈종이 신경을 압박하거나 균이 번식할 수 있다.
- 그러므로 수술부위에 튜브를 삽입하여 음압으로 걸어야 한다. 수술 후 배액량이 감소된 것을 확인하고 drain을 제거한다.
- 그러나 척추 수술인 경우 배액양상이 피가 아니고 투명한 액체가 나오는 경우 drain을 제거해야 한다.
- 수술 중 골수액이 tube를 통해 흐르게 되면 수막염이 발생 될 가능성이 크다.

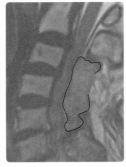

절개한 추궁 부위에 피가 고여 척수를 압박하고 있다.

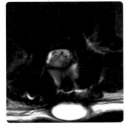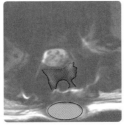

척수에서 물이 새어 나와 피부 밑에 고이고 있다.

상처부위 감염

- 감염은 가장 흔한 합병증이다.
- 당뇨병 환자인 경우 감염 위험성이 크다.
- 혈액검사(WBC, CRP)보다 발열 유무를 확인해야 한다.
- 소독보다 상처부위 관찰이 중요하다.
- 피부부터 시작하여 심부로 퍼져 골수염으로 진행되면 중증이 된다(뼈는 항생제가 잘 흡수되지 않는다).
- MRSA와 같은 항생제 내성균이 증가하고 있다.

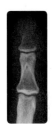

골수염으로 손가락의 말절골이 소실 됨

수막염

- 척수~뇌로 감염이 진행되면 의식변화 등 위독하다.
- 증상으로 발열과 두통이 있다.
- 골수검사를 시행한다.
- 세균감염이 의심되면 광범위 항생제를 사용한다 (claforan, rocephine과 같은 골수액에 잘 도달하는 약물을 사용한다).

혈전

- 급사할 수 있는 합병증이다.
- 하지 정맥에 생긴 혈전이 폐와 같은 혈관을 막는다.
- 영상검사에서도 잘 발견되지 않는 경우가 있다.
- 피 딱지는 X-ray검사에서도 발견되지 않는다.
- 혈전을 의심하는 것이 중요하다.
- D-dimer와 같은 혈액검사를 시행한다.
- 비행기에서 발생되는 economy증후군도 이와 같은 혈전으로 인해 생긴다.
- 영상검사(MR angiography)등과 같은 검사로 떨어져

나갈 것 같은 혈전을 발견한 경우 대정맥에 filter등을 유치하는 시술을 하는 경우가 있다.

- 떨어져 나갈 위험성이 있는 혈전이 있는 경우 마사지 등은 금기이다.

구축

- 관절은 움직이지 않으면 굳는다.
- 예를 들어, 깁스로 오랫동안 고정을 시킨 경우 골절부위가 회복하여도 관절이 움직이지 않을 때가 있다.
- 가능한 빨리 관절을 움직이기 시작하는 것이 중요하다.

위축

- 뇌경색이나 척추마비가 아니더라도 움직이지 않으면 근육은 점점 줄어든다(폐용성 위축).
- 무게가 실리지 않으면 골다공증이 생겨 뼈가 텅텅 비게 된다.

욕창

- 천골부, 발꿈치 등 튀어나온 곳에 잘 생긴다.
- 영어로 pressure ulcer라고도 한다.
- 체위변경, 마사지 등이 중요한 예방 방법이다.
- 영양상태가 좋지 않으면 증상이 심화된다.

인지장애

- 움직이지 않고 가만히 누워서 천장만 바라보면 환각이 생긴다(중환자실 환자에게 많다).
- 고령 환자인 경우 조기이상이 바람직하다.

전신감염

폐렴

- 고령인 입원환자의 사인 1위는 폐렴이다.
- head elevation이 중요하다.
- 흡인성 폐렴의 위험성이 높기 때문에 식사 시 주의가 필요하다.

요로감염

- 고령환자의 전신감염은 폐렴과 요로감염이 많다.
- 탁한 소변이 나온다.
- 유치도뇨를 오랫동안 삽입한 상태인 경우 요로감염이 증가한다.

(여)신입: 다 중요한 내용이네요.

교　수: 수술도 위험하지만 수술 전후에도 챙겨야 할 것이 많단다.

(남)신입: 축구도 방심하면 연장전에서 실점하는 것과 똑같군요.

(여)신입: 이러한 함정을 피하기 위해선 어떻게 해야 할까요?

교　수: 이상을 발견했을 때 혼자 고민하지 말고 다른 사람에게 도움을 요청하는 것이 중요하지.

(남)신입: 보고, 연락, 상담. 이 세가지가 중요하군요.

교　수: 간호사는 의사에게는 없는 monitoring기능을 가지고 있지. 병을 고치지 못하여도 언제나 발견하는 노력을 해야 한단다.

(여)신입: 그래도 사고를 치면 의기소침 될 것 같아요.

교　수: 사람이라면 실수도 하고 그렇지. 시험에서 항상 100점 맞는 사람을 없잖아. 다들 실수도 하고 그러는 거란다.

(여, 남)신입: 저희들과 같은 신규도요?

(여, 남)신입: 앞으로 더 노력하겠습니다.

수술 후의 발열

(여)신입: 입원하면 열나는 환자들이 참 많은 것 같아요.

교　수: 어쩔 수 없지. 발열은 중요한 증상 중 하나란다. 특히 수술 후에는 체온변화를 잘 봐야한단다.

(여)신입: 왜죠?

교　수: 감염의 증상이기 때문이지.

(남)신입: 그래서 졸리고 가만히 두었으면 좋겠는데 계속 깨우는 거군요.

교　수: 여기서 실제 환자기록을 살펴보자.

(남)신입: 검은 굵은 선이 37도를 나타내는 선이군요.

교　수: 첫 번째 환자 기록지를 살펴보면 수술 후 고열이 났다가 점점 떨어지는 것을 볼 수 있지.

(여)신입: 진짜네요. 신기하게 열이 점점 떨어지네요.

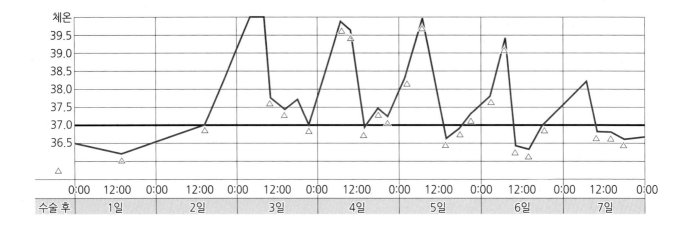

교　　수: 그러나 두 번째 환자인 경우 경과는 어떻게 보이지?

(남)신입: 수술 후 3일째 까지는 열이 잘 떨어졌는데...

(여)신입: 다시 열이 오르네요.

(남)신입: 열이 전혀 떨어지지 않아요.

교　　수: 이 환자의 경우 수술 후 감염이 의심되어 응급으로 재수술을 시행
　　　　 하였지. 조기 발견 덕분에 살 수 있었단다.

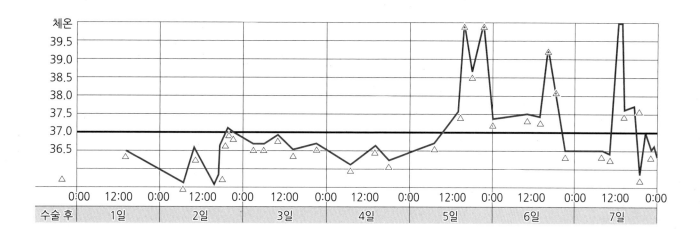

교　　수: 정형외과 수술은 금속을 사용하는 경우가 많지. 농양 등으로 그
　　　　 금속까지 오염된 경우 제거를 해야 하지. 그것만큼은 되도록 피하
　　　　 고 싶단다.

(남)신입: 그래서 감염의 징후를 빨리 발견해야 하는군요.

정형외과 간호사의 휴식

교 수: 너희들 쉬는 날에는 주로 뭐하면서 지내니?

(여)신입: 자요. 피곤하기도 하고.

(남)신입: 전 공부합니다.

교 수: 생각보다 부지런하구나. 그래도 refresh는 중요하단다.

(여)신입: 맞아요. 충분히 쉬지 않으면 그 다음에 일할 때도 영향이 있는 것
        같아요.

(남)신입: 그럼 지금부터 나가서 놀아야겠다.

교 수: 그래서 너희들에게 추천할 책과 영화가 있지.

(여, 남)신입: 저희는 나가서 놀고 싶은데요..

교 수: 의학에 관련한 것들이지.

(여, 남)신입: 암울한데요...

교 수: 옛날에는 전쟁이나 빈곤, 그린 내용들의 영화와 책이 많았고 유행
        했었지. 요즘에는 인기가 없지만.. 그래도 병과 생명과 같은 내용
        은 불멸의 주제라고 해도 과언이 아니지.

(남)신입: 그러고 보니 의학을 다룬 작품들은 많은 것 같아요.

교 수: 잠깐 쉬는 시간으로 간호사들이 즐겨 볼 수 있는 의학작품들을 소
        개해주도록 하지.

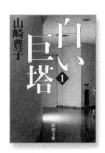

하얀거탑

작가: 야마자키 도요코

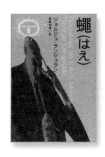

The fly

작가: George Langelaan

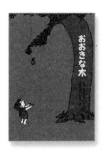

아낌없이 주는 나무

작가: 쉘 실버스타인

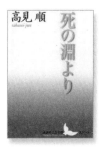

死の淵より(시노 후치요리)

작가: 타카미 준

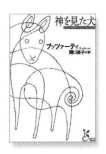

칠층

작가: 디노 부차티

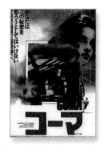

영화 코마(미국)

1978년

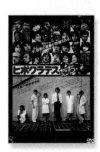

영화 히포크라테스의 제자(일본)

1980년

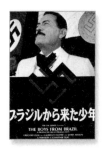

영화 The boys from Brazil(미국)

1978년

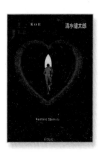

목소리

작가: 시미즈 켄타로우

찾아보기 INDEX

국문

영문